CHRISTINE KAUFMANN

In Schönheit altern

Eros, Weisheit & Humor

Mit Zeichnungen
von
KLAUS JOACHIM ZEY

AMALTHEA

INHALT

VORWORT ... 7

1 EROS ... 11
Das sexuell missbrauchte Wort

2 IDENTITÄT ... 39
Die Notwendigkeit eines neuen Selbstbildnisses

3 BEWEGUNG ... 63
Vision statt Image

4 BERÜHRUNG ... 93
Das Gesetz der Heilung

5 NAHRUNG ... 111
für Körper und Geist

6 BEKLEIDUNG ... 135
Gestaltung, Hülle und Kokon

7 VERTRAUEN ... 151
Lust auf Leben, Lust auf Liebe

8 SEX ... 165
Genuss ohne Reue

9 FREIHEIT ... 193
Mut zur Unabhängigkeit

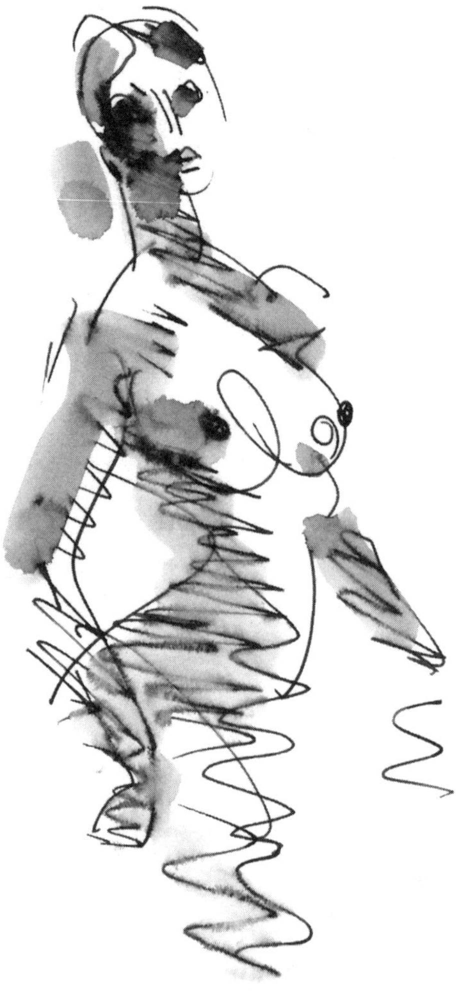

VORWORT

Eros macht den Unterschied zwischen Lebenslust und Überdruss aus. Er verschärft die Kontur der Augenblicke.
Meine Generation mag wohl die letzte mit erotischer Prägung in der Jugend sein. Sie weiß, was Eros ist, was er bedeutet und wie wichtig er für das Leben und Erleben ist: Eros ist nicht auf das Dreieck zwischen den Schenkeln zu reduzieren, hält sich nicht in Silikonbrüsten auf und ist vor allem nicht wiederholbar. Eros besteht einzig und allein durch eine ungetrübte und konzentrierte Wahrnehmung über all unsere Sinne.
Erotik braucht Raum, Zeit und Aufmerksamkeit.

Wenn es etwas gibt, das sexuellen Missbrauch erfahren hat, so ist es das Wort Eros. Oft gerät seine Definition ins Wanken und Pornografie oder Nuttentum werden mit Erotik verwechselt.
Auf Erotikmessen werden bunte Dildos, Vibratoren und ähnliche Werkzeuge für Jugendliche angeprie-

sen und junge Moderatoren von MTV zeigen live, was der Sexmarkt zu bieten hat. Da viele Zuschauer teilweise noch mitten in der Pubertät stecken, wird ihnen dadurch jede Eroberung des Dreidimensionalen verpatzt: Der Augenmensch muss nichts riechen. Er verzichtet auf die Sinneseindrücke des Tastens und des Riechens, ob er will oder nicht.
Es gibt nur wenig, das unerotischer ist als eine Erotikmesse. Nichts zerstört die Atmosphäre der Erotik mehr als unsere übersexualisierte Umwelt, von der Pornografisierung ganz zu schweigen.
Die Plakate der »Venus«-Erotikmessen haben etwas Grobes und den Beigeschmack der Propaganda. Als Werbung sind sie kaum zu bezeichnen. Eros, das Bindeglied vom Geistigen zum Animalischen?
Man könnte sagen, dass die übersexualisierte Gesellschaft die Erotik regelrecht vermisst. Man hat das reale Leben gegen (bearbeitete) Bilder eingetauscht.

Nur noch meine Generation kann im Älterwerden aus einer umfassenden Erfahrung schöpfen, die seit etwa zwanzig Jahren sorgfältig durch Sex, Gewalt und Kommerz zerstört wird.
Die Erfahrung des Erotischen ist nichts weniger als eine Lebensart. Sie ist ganz sicher der Schlüssel zum Glück und womöglich zu allem, das unser Wohlbefinden ausmacht.
Der Begriff Erotik wird für vielerlei verwendet, obwohl die dafür nötige Kenntnis fehlt.

Die Pornografie als Teil des Jugendkultes hat der Jugend das genommen, was sie eigentlich braucht: keine Pseudo-Erfahrung auf einem Trampelpfad, sondern die Einzigartigkeit der Momente im Leben der Individuen.
Und nichts weniger ist Eros – fast im buddhistischen Sinne: etwas Wesentliches, das sich nicht abpacken und demnach auch nicht verkaufen lässt. Begreifen, ohne beschreiben zu können, zu wollen oder zu müssen.
Alles, was man gerade entdeckt, ist erotisch. Es ist nicht auf einer Erotikmesse zu kaufen.

Wenn die Fähigkeit zur erotischen Wahrnehmung nicht den wesentlichen Unterschied zwischen Lebenslust und Überdruss ausmachen würde, wäre es in Ordnung, das Ganze fallen zu lassen. Wie etwa der Verzicht auf das Wort *Ende* am Schluss eines Films.
Eltern, Großeltern und Lehrer stehen nunmehr vor dem Scherbenhaufen einer Jugend, deren höchstes Amüsement es zu sein scheint, via Handy eine Mischung von Sex und Gewalt als Zeitvertreib hin und her zu »beamen«.
Das ist nur in einer unerotischen Atmosphäre möglich. Die entsinnlichte Gesellschaft fordert ihre Opfer sowohl bei den Kindern als auch bei den Großeltern.
Gewissenloses, kommerzielles Treiben ist dafür verantwortlich, dass es immer wieder zum Missver-

ständnis des Begriffes Erotik kommt, das unter anderem eine Atmosphäre der Respektlosigkeit geschaffen hat. Moniert man dies, so wird geunkt, man würde sich wieder in die fünfziger Jahre zurückentwickeln.
Das ist ein Witz. Die Entwicklung der letzten Jahre, was Verrohung angeht, ist ja bereits am Ende der Einbahnstraße angekommen. Gefurzte Lieder bei »Deutschland sucht das Supertalent« sind nur ein Aspekt dieser Fragwürdigkeiten.
Die Erotik als wesentlichste Instanz von allem, das den Menschen vom Tier unterscheidet, bedarf einer Voraussetzung: dem Verzicht als Voraussetzung für Hingabe. Dieser Verzicht ist Grundlage für Genuss. Da es sich bei Genuss nie um Einheitsbrei handelt, ist es mir wichtig, mit Lebenserfahrung die unterschiedlichen Einzelheiten zu beleuchten.

1

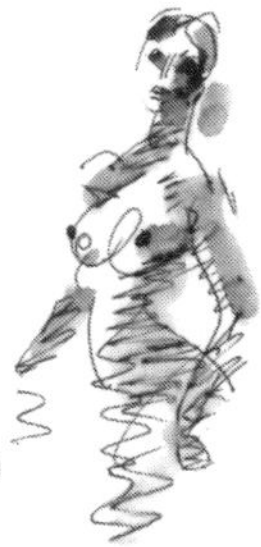

EROS

Das sexuell missbrauchte Wort

Allein der Gedanke, Eros und Alter zu verbinden, löst bei der Mehrzahl meiner Zeitgenossen Befremden und Abscheu aus.
Dieses Befremden entsteht nicht nur von außen, es spiegelt vor allem die negative Einstellung zu sich selbst, die viele ältere Frauen befallen hat. Sie entsteht aus dem, woran Frauen sich messen, messen sollen, gemessen werden und sich messen lassen müssen! Die Abscheu wächst aus einem Identitätsvakuum.

Da ich in der merkwürdigen Position bin, sowohl in der Bilderwelt zu erscheinen als auch ein handfestes Familienleben jenseits der Öffentlichkeit zu führen, meine ich ein paar Geheimnisse und Gründe für diese Abscheu zu kennen.
In der Medienwelt gelten jene Frauen als Idealbild der »gelungenen älteren Frau«, die einen Werbevertrag haben. Die Magazine leben von den Anzeigen, deren Werbebilder ausnahmslos und eindeutig bear-

beitet sind. Daraus ergibt sich, dass sich die normalen Frauen am Künstlichen messen müssen.
Es werden Frauen bewundert, denen auf Bildern kaum noch Menschliches anhaftet – allerdings auch nichts Göttliches. Das ist keine böse Absicht, es liegt vor allem an der neuen Art der Fotografie. Die digitale Fotografie entmenscht.
Vergleicht man Bilder aus den Anfängen der Lichtbildkunst mit heutigen, so sehen die Menschen darauf vollkommen anders aus. Das Digitale verzerrt, flacht ab und erzwingt die Photoshop-Bearbeitung geradezu. Niemand in der »normalen« Bevölkerung kennt die Gründe für die nunmehr alltägliche Künstlichkeit. Nur ein paar Eingeweihte wissen, dass fast jedes Bild retuschiert ist. Einige besondere Fotografen arbeiten noch mit traditionellem Film.
Ich habe mehrmals mit einer sehr guten Fotografin gearbeitet. Sie ist über siebzig, mit viel Erfahrung ausgestattet und auf ihren Bildern waren immer auch meine Fältchen zu sehen. Für mich war das in Ordnung, weil sie einfach zu mir gehören.
Eines Tages machten wir Bilder mit einer neuen digitalen Kamera. Wow! Da hatte ich plötzlich rote Striemen am Hals und blaue Adern im ganzen Gesicht. War ich über Nacht zur Mumie geworden? Ein Blick in den Vergrößerungsspiegel bewies eindeutig: Lachfalten sind da, aber keine Schnittwunden am Hals!
Mir wurde versichert: Keine Panik, es wird alles

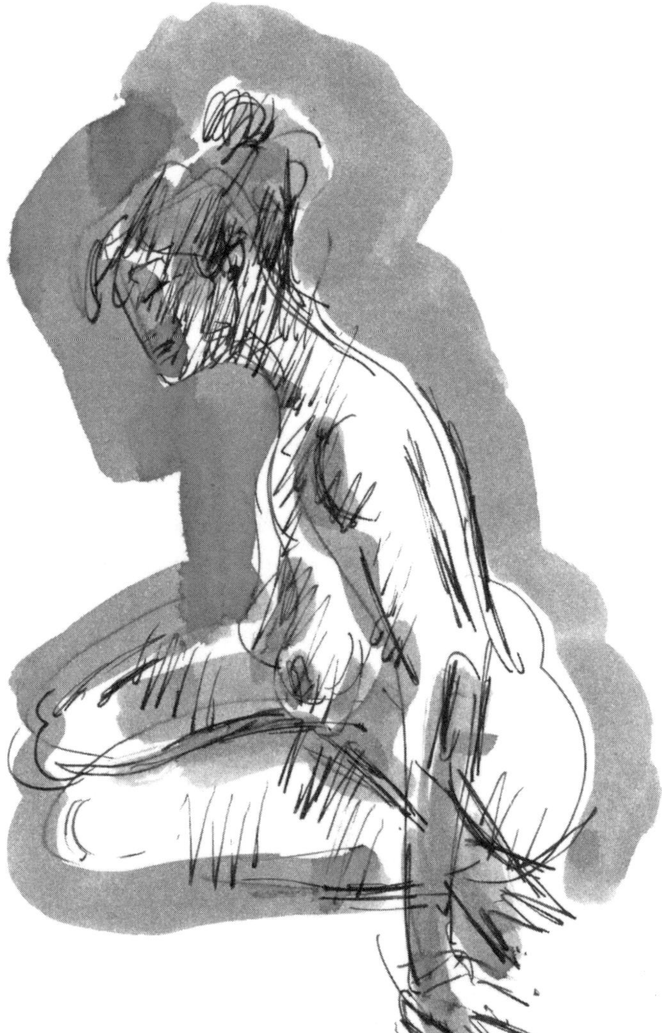

nachbearbeitet. Man entfernte die Fehler – leider auch die Persönlichkeit.
Ich war von meinem eigenen Bild äußerst befremdet. Wo waren meine Augenfältchen? Die Nasolabialfalten? Alles, woran ich mich gewöhnt hatte? War das die Alternative zu Adern und Wunden?
Totale Glätte, wie wir sie mittlerweile fast überall sehen, ist also auch erschreckend. Jede normale Frau ist bei der Betrachtung ihrer selbst mit furchtbaren Bildern aus der digitalen Kamera konfrontiert, die nichts mit ihrem wirklichen Aussehen zu tun haben. Die Bilder der vermeintlichen Vorbilder sind dagegen immer nachbearbeitet. Das Götzenbild ist erschaffen.
Da die Wirklichkeit quasi den Umweg über die Kamera nimmt, ist die Verzerrung Programm und beeinflusst somit unweigerlich die Eigenwahrnehmung.
Der traditionelle Film konnte Falten zärtlich abbilden, ein Gesicht mit Patina durchaus mit Liebe festhalten. Betrachtet man die Körperformen auf älteren Aktbildern, so sieht man, dass alles, auch üppige Hüften, mit dem Blick der Zärtlichkeit versehen wurde. Es sind keine beliebigen Schnappschüsse. Die Schnappschuss-Welt, die sich zuhauf in Magazinen findet, spiegelt nur Verzerrung. Wie das geglättete Bild.
Der normale Betrachter weiß das nicht. Sie oder er aber spürt das Unechte und wird davon bedrängt.

Sowohl *Dove* als auch die Zeitschrift *Brigitte* versuchen sich als Gegenkraft zu positionieren, weshalb sie häufig bekämpft werden. Man beschwert sich darüber, dass »das Muttchen Chips essend vorm Fernseher sitzt und sich dabei über die Models aufregt«. Ich denke, dass es noch etwas dazwischen gibt: das Vorbild einer erreichbaren Schönheit.

Aber nein, die Kundin soll sich an Frauen der Popbranche orientieren. Madonna wird uns als *die* Ikone der Erotik präsentiert. Das soll ein machbares Ziel sein? Bei allem Respekt für diese Frau, die auf ihre Art viel geleistet hat, als Vorbild oder Inspiration für Sinnlichkeit und Eros scheint sie mir denkbar ungeeignet. Wenn man Madonna als erotisch bezeichnet, weil sie einem ewig ihre wackelnde Vagina – geschickt verhüllt – präsentiert, so finde ich das deplatziert. Es ist unerotisch, reicht aber aus, um eine globale Konfusion auszulösen. Ganz sicher sind ihre gymnastischen Vaginalübungen nichts, mit dem man sich den Tag gestalten kann.

Immer wenn ich Madonna sehe, sehne ich mich nach Silvana Mangano im Reisfeld im italienischen Spielfilm »Bitterer Reis« von 1949. Da trifft sich eben Würde mit Erotik. Etwas, das heute gerne unterschätzt wird.

Silvana Mangano, eine Frau, die bis zu ihrem Tod schön war. Eine dunkelhaarige Corinna Harfouch mit der Aura des Unverkäuflichen. Die Erotik der Eigenart, des Unverwechselbaren, der Imperfektion.

Diese Schönheiten gibt es auch heute noch. Sie sind nur nicht so medienpräsent wie die Werbe-Ikonen.

Durch die derzeit grassierende Retusche-Wut verformt sich die Information. Wie das Wort schon sagt: »In-form-ation«. Man beginnt, die Wirklichkeit seines Körpers in Frage zu stellen.
Schöne Bilder sind Dokumente eines erotischen Augenblicks. Macht man sich die Mühe, Bilder aus dem Beginn dieser Kunst zu sehen, so ist diese Schwingung klar und deutlich: Kunst erotisiert, sie desorientiert nicht.
Der Körper mit seinen Hautempfindungen, der Fähigkeit für Wärme und Aufmerksamkeit, zählt heute nicht, wenn er Cellulitis oder Falten hat. Das Recht auf Lebenslust wird einem durch die eigenen Komplexe entzogen.

Allerdings bekommt die ältere Frau langsam unerwartet Gesellschaft. Ich kann mir vorstellen, wie es für Männer sein muss, älter zu werden und zu sein.
Auf Plakatwänden und in Zeitschriften bedroht der halbnackte David Beckham die Eigenwahrnehmung des Mannes. Unter dem Waschbrettbauch ein deftig gefüllter Slip, der ein bisschen an eine Hasenpfote erinnert.
Als ältere Frau mit allerlei Lebenserfahrung denke ich bei diesem Bild aber nur an seine Stimme. Ich weiß, welche Rolle eine schöne Stimme bei Männern

spielt, und kenne die erotische Stimulation der Worte.
Sogenannte unattraktive Männer mit schöner Stimme sind so viel verführerischer als der Narziss mit Blechstimme.
Die Schwingung der schönen Stimme erotisiert und steigert die Lust am Sein. Diese Art von Lebensfreude wird prinzipiell nicht von Hasenpfotenträgern ausgelöst. Da sich aber die Gesellschaft in eine katatonische Masse von Voyeuren verwandelt, scheint dies aber Stimulation genug zu sein.
Allerdings verhindert die Publikation solcher Bilder bei Menschen (weiblichen und männlichen) die unvoreingenommene Wahrnehmung von Männern. Als Privatperson ist David Beckham aber bestimmt reizend.

Da ich kein Mann bin – mehr Glück bei der nächsten Inkarnation –, drängte sich mir allerdings der weibliche Teil dieser Erfahrung auf. Ich fühle es und weiß daher genau, wie geächtet die ältere Frau ist, auch weil ich die Erfahrung damit gemacht habe. Das Bild ist verzerrt. Entweder sehen die Falten aus wie Wunden oder man ähnelt dem berühmten »Kinderpopo«.

Im Allgemeinen misst man sich heutzutage an Bildern. Sex sells! Ja, aber diese Kommerzialisierung verdrängt auch die Erotik, das Begehren, welches sich in vielerlei Hinsicht zwischen Menschen, aber

auch zwischen dem Menschen und seiner Umwelt abspielen kann. Für das erotische Empfinden braucht es Unvoreingenommenheit.
Fast ausnahmslos wird jeder schöne Anblick in der Wirklichkeit vom blöden Kommentar »schön wie im Kino« etikettiert.
Wenn etwas schön ist, echt, wahrhaftig und kostbar, dann ist es nicht im Kino zu finden.
Die Franzosen äußern, wenn sie über etwas empört sind, den negativ besetzten Spruch: »Mais c'ait du cinéma!« – »Es ist doch Kino!« im Sinne von: Es ist weder wahr noch echt! Der Amerikaner verwendet »phony« für falsch oder künstlich etc. Das gilt vor allem in Hollywood als Beschimpfung. Im deutschsprachigen Raum gilt (politically incorrect) »getürkt« als Bezeichnung für das Falsche, das Vorgegebene, über das man sich ärgert.
Es braucht nicht viel Fantasie, um sich vorzustellen, wie es für Männer sein muss, sich mit den Bubi-Vorbildern zu messen. Keanu Reeves und Johnny Depp statt Humphrey Bogart oder Jean Gabin. Das Brimborium, das um George Clooney gemacht wird, basiert nicht auf seinen überdimensionalen Fähigkeiten. Er ist nur international der Einzige seiner Art. Man klammert sich an das, was er als Projektion ermöglicht – hier geht es nicht um ihn als Person, sicher ist er ganz wunderbar. Er ist der Einzige, der mit grauen Haaren und Falten besticht. Er verlockt mit Patina. Es ist in Ordnung, ihn sexy zu finden.

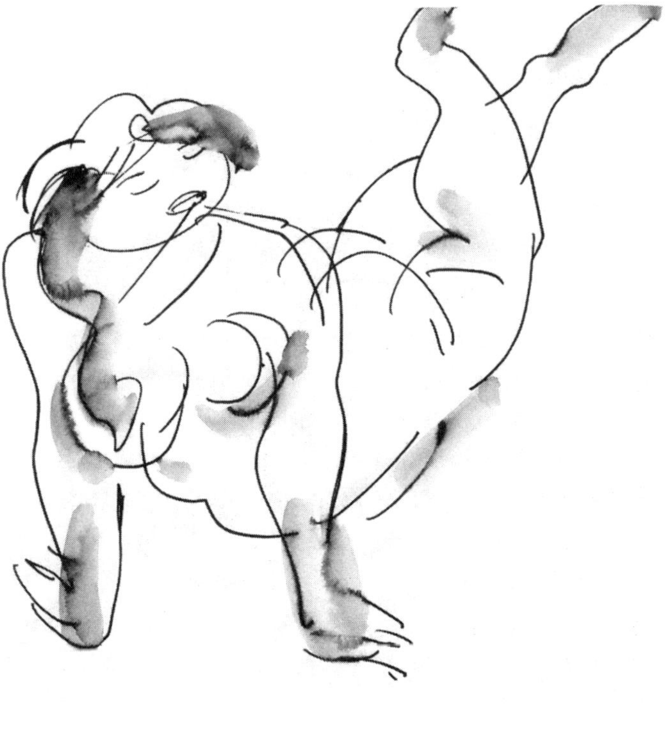

Aber wie steht es um die Frauen? Ja, da trennt sich die Spreu vom Weizen und gottlob gibt es eine beachtliche Schar. Doch nicht alle sind sexy, sondern erotisch: Helen Mirren, Diane von Fürstenberg, Vivienne Westwood und natürlich unbedingt Christiane Hörbiger.
Sie repräsentieren die Existenz der Erotik als wichtige Instanz der Wahrnehmung des Lebens selbst. Allerdings verbindet man sie im Allgemeinen nicht mit dem Begriff Eros. Das ist schade.

Je älter die Menschen werden, umso häufiger gehen sie als Vorbilder verloren. Eine Kuriosität, die mit dem Schwinden der Erotik zu tun hat. Die erotisierende Ausstrahlung klarer Gedanken verschwindet hinter dem Versprechen vermeintlicher Sexualität. Klare Gedanken sind nicht als Bild zu verkaufen. Das Knistern wird von Trompeten überschallt – entschuldigen Sie den Kalauer. Die Trompeten von Jericho?
Mag sein.

Wir messen uns an Bildern, da die Wirklichkeit kaum noch zählt. Gerade was Eros betrifft, ist die Zeit, in der man Leben erfahren hat, nicht im Gegensatz zu erotischer Empfindung zu verstehen. Mit der Lebenszeit erhöht sich die erotische Empfindung.

Ich weiß, was Erotik ist, nicht *obwohl* ich schon so alt bin, sondern *weil* ich schon so alt bin! Mich packt haltloses Mitleid, wenn ich die Bandbreite der Entsinnlichung sehe, die der Konsum vor allem den Jugendlichen aufzwingt. Nicht von ungefähr richtet sich die Werbung an eine Altersgruppe unter 49.
Verwende ich das Wort Eros vor Jugendlichen, so wird es das Letzte sein, das ihnen noch Schamesröte ins Gesicht treibt. Denn für viele ist Eros gleich Erotikmesse mit wackelnden Dildos und Lackleder-Stringtangas. Der sogenannten Zahnseide für den Po. Das ist vielleicht für manche geil, aber bestimmt nicht erotisch.

Wenn ich nun als Großmutter Erotik erwähne, so verbindet die jüngere Generation das nicht mit der geheimnisvollen Kraft, der Essenz erotischer Empfindung, sondern mit dem, was ihnen zurzeit als Erotik verkauft wird. Abgebildet auf Plakaten, per SMS oder MMS verschickt, zu später Stunde im TV: »Hallo ich bin Ulla, dreihundert Jahre alt. Ruf mich an!«
Tragischerweise sind Erotikmessen und Ähnliches nicht nur das Gegenteil von Eros. Sie bilden eine mörderische Bande, die versucht der Erotik den Garaus zu machen.
Dahinter stecken kommerzielle Interessen. Eros ist nicht käuflich, Sex schon. Die beiden haben streng genommen nichts miteinander zu tun.

Eros ist das Bindeglied zwischen Geistigem und Animalischem. So steht es im Brockhaus.
In orphischen Schriften ist Eros ein Weltprinzip, das Gegensätzliches zu vereinen vermag.
Eros heißt jene Form der Liebe, die nach antiker Anschauung sinnlich, seelisch und geistig zugleich ist. Das Streben nach dem Schönen und Guten. Ich verstehe diese Definition, die aber nicht als Gebrauchsanweisung taugt.
Vereinfacht gesagt: Das erotische Erleben ist das, was das Leben schön macht, und das reicht vom Atmen über den Anblick von Wolken bis zur intensiven Kommunikation beim Sex.
Sex – *last but not least* in der Jugend, *least but not last* im Alter …
Da Erotik häufig als Sex missverstanden wird, ist es dringlich, sich an Situationen zu erinnern, die das erotische Empfinden ermöglichen. Dies ist keine Ware, außer für den Fetischisten. Die Menschheit wird aber in den Fetischismus gedrängt.
Der magische Augenblick der Empfindung verliert an Wert, weil er nicht fotografiert werden kann. Was ist denn Erotik wert, wenn sie doch nicht festgehalten werden kann?
Ein gutes Gleichnis zur Beschreibung von Erotik ist für mich der Klang einer Glocke. Die Schwingung löst in uns eine Resonanz aus. Aber es ist nicht die Glocke als Gegenstand selbst.
In diesem Zusammenhang ist es spannend, wie sich

in der Musik durch Ton und Schwingung starke erotische Elemente durchsetzen. Gerade in der deutschen Sprache gibt es Musik, die als Manifestation der Erotik großen Erfolg hat. Gruppen wie *Die Söhne Mannheims*, *Glashaus*, *Silbermond* und einige andere zeigen, wie sich jenseits des Bildes das Spirituelle mit dem Sinnlichen verbindet. Für diese Musik gibt es ein großes junges Publikum, das sich offensichtlich im Einzigartigen findet. Da wiederum versperren sich leider die Älteren, hängen der gewohnten Musik nach. Meine Enkel haben mir beigebracht, dass die schönsten Texte und Lieder derzeit aus dem deutschen Sprachraum kommen. Musik ist eben nie der Gefahr des Voyeurismus ausgesetzt. Sie ist immer rein und intim, dringt tief ein und birgt somit parallel zur Schönheit auch Gefahren. Auch das beeinflusst unser erotisches Empfinden. Die Stupidität und Perversion in vielen Musikvideos sind durchaus als Wegbereiter für Gewalt zu sehen.
Musik löst mit ihrer Schwingung im besten Sinne etwas aus, in dem man badet, ohne nass zu werden. Musik kann einen erhöhen oder zu Boden werfen. Es ist jedoch nur dann wahrzunehmen, wenn man nicht abgelenkt ist. Der Ton einer Glocke wirkt natürlich wie ein religiöses Instrument.
Na klar, auch Religion ist erotisch. Erst im Raum des Verzichts kann Sexualität und sinnliche Liebe an Bedeutung gewinnen. Verzicht und Corsagen fördern erotische Empfindungen.

Wer in den Fünfzigern aufgewachsen ist, weiß, dass das stimmt!
Das Korsett an sich ist nicht sexy, ohne das Kleid darüber, das man langsam hochstreifen kann. Es ist das Sichtbarwerden des Verborgenen, das Entdecken und Erobern, das den Reiz ausmacht. Nicht nur der Unterwäsche!
Fast weltweit kann man in Schaufenstern sehen, wie unerotisch »ausgestellte« Unterwäsche ist.
Die Halter und Strümpfe bedürfen dem zufälligen Enthüllen, nicht der Atmosphäre der Schnäppchenjagd. Das lässt sich über das ganze Thema sagen: Eros als Schnäppchen? Eros als Sonderangebot?
Nur mit viel Leidenschaft entwickelt sich die Fähigkeit erotisch zu empfinden und sich der Schwingung hinzugeben.
Die Göttin, die Kaiserin, die Macht des Eros lässt sich nicht im Schaufenster zeigen. Die brillante Formulierung der »Annäherung durch Abstand« vom Philosophen Hans Andrè ist ein Schlüssel zum Verständnis.
Aber wie geht das?
Zum einen gewiss durch das Thema *Reduktion*. Ausnahmsweise ist hier nicht das Gewicht gemeint, sondern das Reduzieren der Einflüsse von außen. Was hört und sieht man den ganzen Tag? Wie geht man mit dem Informationsstau um?

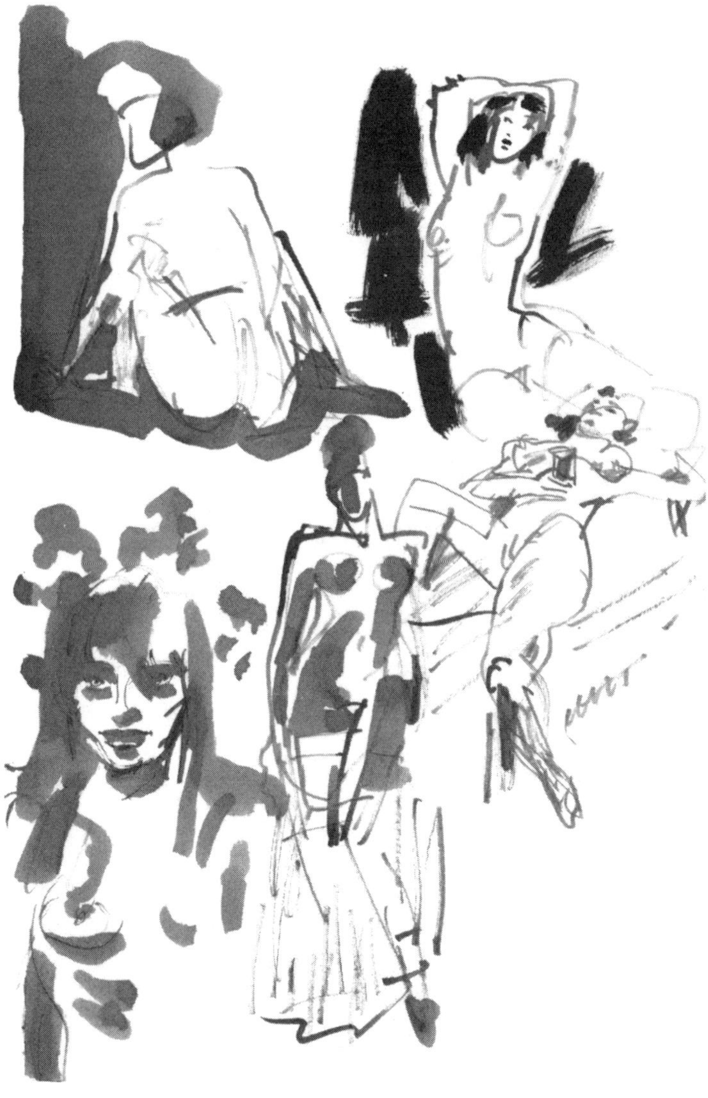

Reduktion

Man kann sich in Reduktion üben. Suchen Sie sich, anstatt die tägliche Bilderflut im Fernsehen über sich ergehen zu lassen, nur einen einzigen Beitrag aus, der Sie besonders interessiert. Danach sollten Sie möglichst mit jemandem darüber sprechen. Reflektieren Sie, was Sie im Einzelnen ausgiebig betrachtet haben, und lassen Sie sich nicht durch den »Fleischwolf der Eindrücke« quetschen. Was hat man den ganzen Tag, die ganze Woche, das ganze Jahr über in sich geschüttet?

Das Ziel ist es, die Eindrücke auf das zu reduzieren, das belebt und nicht ermüdet. Es ist viel schwerer, als man denkt, denn die Angriffe auf unsere Befindlichkeit sind fast immer hübsch verpackt.

Ein Erlebnis, bei dem es sich absolut lohnt sich auf den Vorgang einzulassen, ist das Fliegen. Leider wird man dabei permanent aus der Erfahrung gezerrt: das Essen, die Magazine, das Geplapper …

Der richtig erlebte Flug ist ein hoch erotisches Erlebnis. Aber in einer in Vergnügungsstücke zerrissenen Zeit wie der unseren vermisst man diese Erfahrung. Alleine die Möglichkeit überhaupt fliegen zu können, ist es doch wert, die Sache in Andacht zu genießen! Aber nein, man tut so, als säße man auf der Erde bei einer Tante und trinke Kaffee.

Wer aber je mit einem Segelflugzeug geflogen ist, weiß, dass Fliegen für uns, da wir nun mal keine

Flügel haben, ein wahnsinniges Privileg ist. Es ist ein Wunder. Der Mangel an Andacht, zahllose Folgen von Mr. Bean und der minderwertige Fraß lassen diese Emotionen kaum zu. Die Einstellung zum Fliegen – dieses »ich nehm den Flieger, um schnell mal was zu erledigen« – macht aus dieser Besonderheit etwas Banales. Es ist dramatisch, wie unerotisch und verkommen diese Erfahrung mittlerweile ist.
Zudem ist überall Werbung – wie mir scheint, auch auf dem Klopapier! Die Berieselung hat etwas von einem Sandsturm, der alles unsichtbar macht.
Man weiß nicht, wo man ist, ergo ist es vertane Zeit, und höchst unerotisch.

Kommunikation

Es ist zu beobachten, dass die Kommunikation in unserer Gesellschaft vollkommen aus dem Lot geraten ist.
Sprache als Mittel zum wirklichen Austausch von Gedanken und Emotionen wird immer häufiger gegen das Phänomen »Viel geredet und nichts gesagt!« eingetauscht.
Immer mehr Menschen reden mit sich selber und lassen die Umwelt nicht an den eigenen Überlegungen teilhaben. Andere dagegen beschäftigen sich nur mit der eigenen Welt und hören nicht hin, wenn sich ihnen jemand öffnet. Beides Erkrankungen des Kommunikationssystems. Aber wie kann man gegen diese Entwicklungen ankämpfen?

1. Überlegen Sie, was Sie sagen, und bitten Sie Ihr Gegenüber, das Gleiche zu tun.
2. Verwehren Sie sich dem Klatsch und Tratsch.

Das Teilen einer Wahrheit ist übrigens messbar! Wenn einen etwas ganz tief berührt, durch die vielen Schichten des Seins hindurch, löst es *Gänsehaut* aus. Leider gibt es in unserer schönen Sprache (aber auch im Englischen und Französischen) nur dieses hässliche Wort, das eigentlich nur die Reaktion des Körpers auf Kälte bezeichnet.
Was ich aber meine, ist der Schauer.
Wann haben Sie das letzte Mal einen angenehmen Schauer empfunden? Es ist wahrscheinlich viel zu lange her! Der Schauer kann nicht erzwungen werden, aber man kann die Voraussetzung dafür schaffen: Leere.
Eine gute Übung sind Besuche in Museen. Die Verantwortlichen im Neuen Museum in Berlin haben es geschafft, die Büste der Nofretete (zu Lebzeiten war sie geächtet, das Besondere bekämpfen ist also nicht neu) so auszustellen, dass man sich dem schönen Schauer nicht entziehen kann.
Was immer die Hand des Künstlers geführt haben mag: Erotisches Empfinden war sicher im Spiel.
Für mich ist es immer wieder faszinierend, wie sich das Echo dieser Wahrnehmung über Zeit, Ort und Raum erhalten hat. Tausende Jahre nach der Entstehung stehen Menschen vor dem Kunstwerk und füh-

len diesen wohligen Schauer. Erotische Empfindung ist genau das: etwas, dass sich in einem selbst als bereichernde Erfahrung hält und Teil der Persönlichkeit wird. Sich auf etwas einzulassen heißt auch mit der Kreation zu kommunizieren.

Freundschaft basiert auf Gesprächen, auf Kommunikation. Es ist unmöglich eine Freundschaft mit jemandem zu haben, der einen langweilt, dessen Worte und Sprache uns nicht berühren.

Gerade die Kultur der Sprache und des Gesprächs flacht zurzeit ab. Gespräche ohne Inhalt ermüden, entleeren.

Wie anders fühlt man sich nach Gesprächen, an denen man wächst, in denen man sich austauscht. Ein gutes Gespräch ist immer auch erotisierend, belebend. Da niemand Zeit zu verschenken hat, lohnt es sich auch Gespräche unter diesem Aspekt zu werten. Gänsehaut ist ein guter Gradmesser für Qualität.

Es gibt im Theater immer Menschen, die den Text so vermitteln, dass ein Funke überspringt. Ich bekomme beim Betrachten schöner Gemälde einen Schauer, aber auch bei Gesprächen mit gewissen Menschen, wenn wir eine andere Ebene der Kommunikation erreicht haben. Dies kann ebenso der Fall sein, wenn man sich gegenseitig vorliest. Die Sprache und das gesprochene Wort allein können schon »Tuning« für die Seele sein.

Für mich als Halbfranzösin die ärgste Beschwerde: »So unerotisch!« Die Leute verwenden diese Aussage für alles Mögliche: für Stoffe, Farben, Licht oder Stimmen.
Damit ist offensichtlich nicht Sex gemeint. Sex ist überall zu haben. Erotisches Empfinden nicht. Vielleicht kann man im Museum am deutlichsten sehen, wie das Einzigartige den Eros ausmacht. Als Ritual sind natürlich Besuche im Museum und danach ein gutes Gespräch unschlagbar.

Spazieren

Um sich zu üben und nicht als Müllbeutel des Konsums zu enden, sind die einfachen Dinge wichtig. Mit ausgedehnten, intensiven Spaziergängen kann man die Umwelt auf vollkommen neue Weise wahrnehmen.
Kürzlich machte ich mich im Herbstregen auf den Weg durch die Münchner Innenstadt. Während des abendlichen Spazierganges änderte sich dauernd das Licht und somit sah ich jede auch noch so vertraute Straße neu und einzigartig. Das belebte, erotisierte. Es verstärkte mein Empfinden für die Einzigartigkeit des Augenblicks und eröffnete mir ein positives Gefühl der Vergänglichkeit. Man verbindet es meist mit sexuellem Begehren. Doch mit meiner Lebenserfahrung weiß ich, dass es viel tiefer geht. Vorsichtig ausgedrückt, könnte man sagen: Das Erotische dauert länger und ist nicht so anstrengend …

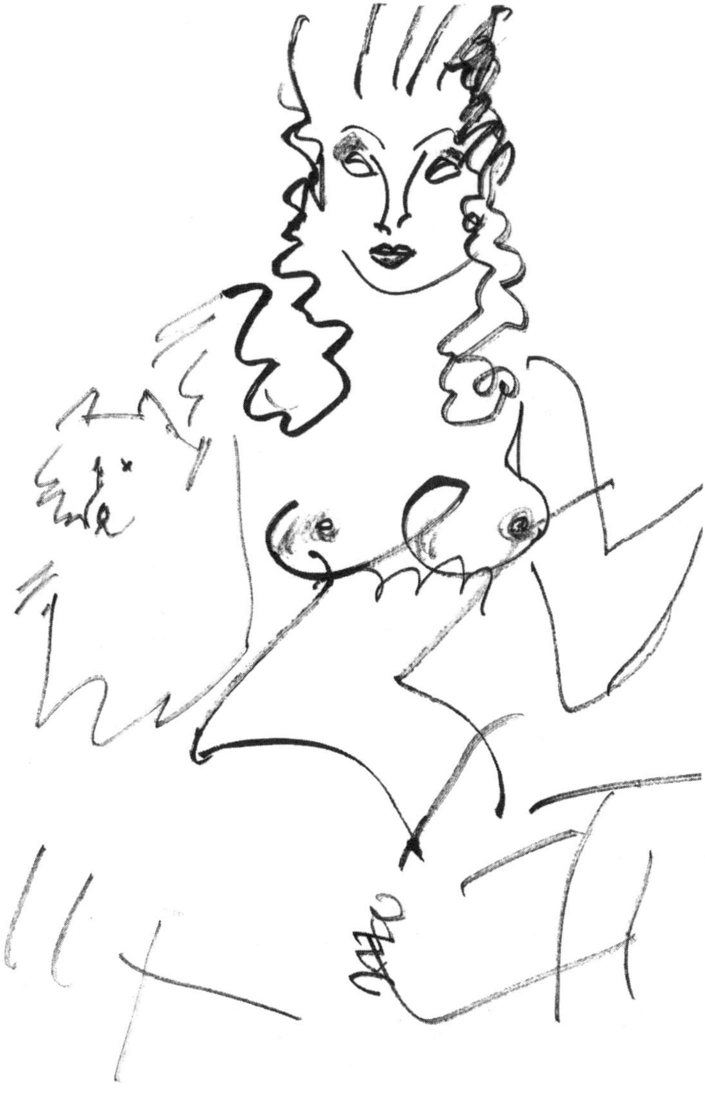

Nicht Hudeln

Erotik ist das Gegenteil von Hudeln. Nachdem aber dauernd gehudelt wird, so getan wird »als ob«, ist auch die Bankenkrise als Monument der unerotischen Lebensart zu werten. Die Zusammenhänge von Geld und Eros sind ein weites Feld.

Die Verbindung scheint aber offensichtlicher, als sie ist. Geld soll »anturnen«. Macht ist sexy …? Das bezweifle ich, trotzdem sind Menschen, die mit Geld umgehen können, durchaus erotisch – im Sinne von Aufmerksamkeit und Hingabe.

Was mit Geld hudeln bedeutet, erleben wir gerade. Geld ist doch auch nur ein Symbol. Denn letztendlich wurde durch das Geld vor allem Lebenszeit verhudelt. Das ist total unerotisch und kriminell obendrein.

Narzissmus als Feind

Als ehemaliger Schönheit wurde mir oft Narzissmus vorgeworfen. Aber mich hat es nicht wirklich interessiert, ob ich schön bin oder ob man mich anschaut. Ich fühle mich nicht lebendig, weil ich angeschaut werde, sondern weil ich betrachten kann.

Ich habe immer anderes angesehen, gehalten, berührt, den Augenblick geliebt und natürlich auch die Menschen darin.

Ich behaupte, dass ein Narziss immer Probleme mit der erotischen Empfindung hat. Immer steht er sich selbst im Weg und kann nur seine Spiegelung sehen.

Denn Eros bedeutet vor allem, sich nicht in der Frage zu verheddern, ob oder wie andere einen wahrnehmen. Die erotische Wahrnehmung ist keine Rechnung, kein Spiegel. Es hat also keinen Sinn darauf zu warten, vom Gegenüber auch im gleichen Maße wahrgenommen zu werden.

In unserer Welt wird der Narzissmus geschürt, auch weil sich damit mehr Geld verdienen lässt als bei einer in sich ruhenden Person.

Wer sich im Äußeren erschöpft und sich nie um inneren Reichtum bemüht, kann nichts anderes werden als eine Art schwarzes Loch. Diese Lebensart macht krank und ist total unerotisch.

Erobern

Gerade beim Einkauf ist die erotische Entscheidung wesentlich. Ohne Eros kauft man Dreck.

Dabei ist es so einfach. Gegenstände, das reicht vom Pfirsich bis zum Kerzenleuchter, erhalten durch die Einstellung der Käufer zusätzliche Qualität. Ein erotischer Kauf macht das Gekaufte geradezu heilig. Aber auch die Qualität der Gegenstände kann erotisieren!

Für mich müssen die Gegenstände, die ich mir kaufe, immer ein kleines Opfer bedeuten. Ein Kleid, ein Bild, sogar Bücher, die ich bestellen muss, sind mir lieber als die im Schaufenster. Die Idee des Eroberns spielt eine große Rolle. Das Erobern ist vielleicht der Schlüssel, die Lade, das Geheimnis.

Wer nicht erobern will und kann, muss sich mit dem Abgepackten, mit Surrogaten zufriedengeben.
Eine fast körperliche Prägung meiner Jugend bedeutete der Milchkauf! Es gab noch Milch in Flaschen – nicht abgepackt und besonders. Meist war es Aufgabe der Kinder, sie zu holen.
Der Unterschied von damals und jetzt ist symbolisch. Das Kind erfuhr eine körperliche Teilnahme an jenem »Gebäude«, das eine Familie auch immer darstellt.
Diese Erfahrung verbindet somit erotisches, körperliches Empfinden mit Verantwortung.
Wenn ein quengelndes Kind sich heutzutage im Supermarkt über das Fehlen einer gewissen Schokolade aufregt, so ist leider die Prägung dieses Lebensgefühls abhanden gekommen.
Es ist klar, dass sich Wunsch und Sehnsucht und der Weg, diese zu erfüllen, ganz einfach in anderen Bahnen bewegen.
Das Körpergefühl und damit auch der Bezug zu den eigenen Fähigkeiten war definitiv ein anderer: Der Weg, der Gang zum Milchgeschäft, die sauber gewaschene Milchflasche im Einkaufskorb, das Angeben des Maßes – ein halber oder ein ganzer Liter. Das Abfüllen der Milch. Die weiße Flüssigkeit füllt die Flasche. Der ganze Vorgang, der Geruch, die Geräusche. All das gab mir das Gefühl von Verantwortung, Abenteuer und Geborgenheit.
Es vermittelte ein ganz anderes, prägendes Körper-

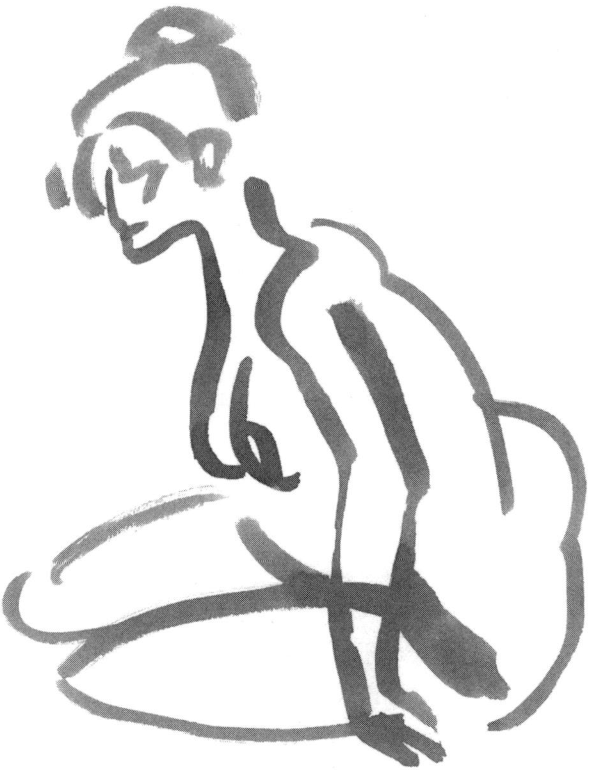

gefühl. Verantwortung und Besitz. Kostbare Gegenwart! Erotisch eben.
Deshalb empfinde ich es als Aufgabe, mit meinen Enkeln auf Märkten einzukaufen. Alles ist noch da, man muss es nur unterstützen. Wochenmärkte sind wieder aktuell! Man würde es nicht denken, aber gewiss hat das mit Erotik zu tun. Das Gefühl für die Einzigartigkeit der Umgebung prägt und öffnet auch die Wahrnehmung der Menschen. Der Duft des Brotes ist ebenfalls ein Teil der erotischen Wahrnehmung. Wer immer »dumm wie Brot« als Sprichwort geprägt hat, muss selber ziemlich dumm gewesen sein.
Um sich der Überstimulation unserer Normalität zu entziehen, gibt es nur den Ausweg des bewussten Verzichts.

Kommunikation, ob mit Menschen, der Natur oder der Kunst, ist eindeutig eine Frage der Kultur. Was kultiviert man für sich? So einfache Dinge, wie gemeinsam spazieren gehen, bringen Ruhe und Wachheit. Das ist die Voraussetzung des erotischen Erlebens. Mit der Reduktion ist man allerdings wieder eine Art Pionier. Aber es lohnt sich. Es gibt nur wenig, das mehr bereichert als der Verzicht, letztendlich die wichtigste Voraussetzung für Genuss.

Erotik ist nicht gleich Sex!
Nicht nur nackte wohlgeformte Körper
wirken erotisch, sondern vielmehr
die Körperhaltung, Stimmfärbung und
Sprachmelodie eines Menschen.
Schönheitsoperationen bringen vielleicht
die Illusion von Jugend, doch wer
glaubt, durch aufgespritzte Lippen,
vergrößerte Brüste und Botox Erotik
zu erzeugen, irrt. So avanciert man
höchstens zum Sexobjekt.
Verschleiern Sie die Zeichen des Lebens,
die den Körper prägen, nicht.
Machen Sie sich deren Charakter lieber
zunutze und setzen Sie ihn in Szene.
Nichts wirkt erotischer, als eine Frau,
die mit sich und ihrem Körper
im Einklang ist.

2 IDENTITÄT

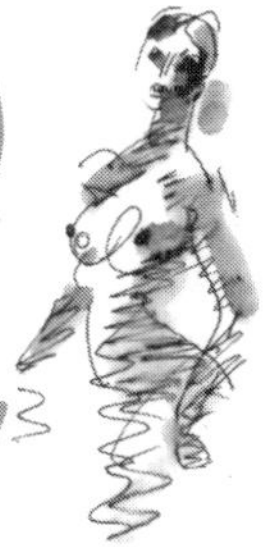

Die Notwendigkeit eines neuen Selbstbildnisses

Als ältere Frau, die als junges Mädchen in den Fünfzigern das Privileg hatte, mit vielen Göttinnen zu arbeiten – oder sie zumindest hautnah zu erleben – ist die damalige Wirklichkeit abrufbar.
Ich erinnere mich genau an die Erotik Ava Gardners, Michele Morgans, Anouk Aimees, Silvana Manganos oder Winnie Markus'.
Als junges Mädchen war für mich die ältere Frau eine gut riechende Göttin, die es nicht nötig hatte, sich mit meiner pausbackigen Jugendlichkeit zu messen.
Sie waren so gekleidet, dass man höchstens, wenn sie sich setzten, etwas Spitzenbesetztes unter dem Kleid hervorblitzen sah. Das löste Neugierde aus. Sie sprachen mit schönen, kultivierten Stimmen. Klatsch war verpönt, Bildung wichtig. Vor allem ihre Haltung zu sich, das Mysterium der Erfahrung und die daraus entstehende Spannung erschien mir elementar. Spannung, nicht Anspannung.
Ganz im Gegensatz zu den »Sex and the City«-Frauen. Die Fernsehserie soll vom Modeunterneh-

men »Victoria's Secret« konzipiert worden sein, um die Prüderie Amerikas zu minimieren und damit die Schamgrenze beim Einkauf in einem Unterwäschegeschäft zu senken.
Diese Sendungen sind eine Art Sex-Stimulations-Shopping-Neuroseauslöser gewesen. Kohorten von Frauen haben ihre Kreditkarten erst zum Glühen und dann zum Explodieren gebracht.
Im Gegensatz zu dieser Form der Weiblichkeit ist die Erotik der Frauen aus den Fünfzigern in mir wie auf einer Festplatte gespeichert. Es gab einmal andere Frauen! Daher weiß ich auch um das Problem der jetzigen Zeit.
Traditionell entwickelte die ältere Frau ihre Attraktivität aus der Erfahrung, die sie ausstrahlte.
Die Geheimnisse ihres Wissens verliehen ihr eine Art Patina. Sie war diejenige, die den jungen Männern die Kultur der Liebe beibrachte. »Education sentimental« – das Erobern, Verführen, Einweisen, der Schmerz des Verlassenwerdens und die Stärke, die daraus entsteht. Die Erfahrung, dass Liebe zwar zu spüren ist, aber nie wirklich greifbar wird. Heimliche Blicke, unausgesprochene Verabredungen, zerwühlte Bettlaken, der Duft der Verführerin an den Händen. Wie anders als das, was derzeit als Einführung in Liebe und Begehren Standard gilt.
Das Einzigartige der Begegnung wird schwer über ein Video zu lernen sein. Denn die lässt sich nicht einfach vor- und zurückspulen.

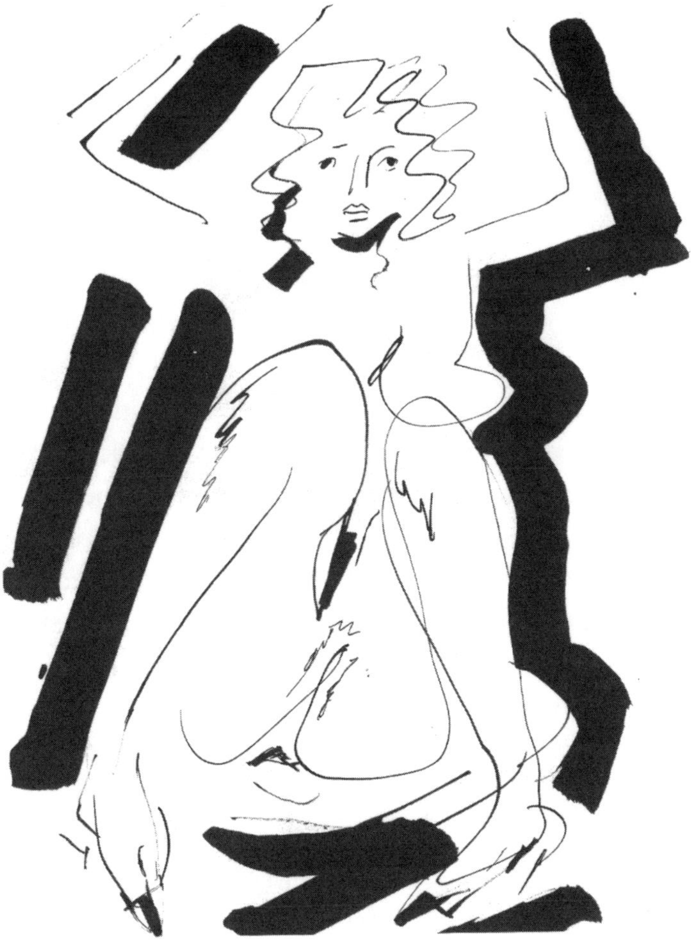

Die erfahrene, ältere Frau, die sich nicht als pseudojung verkauft, ist fast ausgestorben. Sie war das Gegengewicht zu dem schönen, jungen, errötenden Mädchen, das mit Schamgefühl und Verliebtheit für den Mann schwärmte, dem sie sich nach langem Hin und Her schenkte. Möglichst erst nach der Hochzeit. Aha! Sie sehen, worauf ich hinaus will ... Da es dieses junge Mädchen fast nicht mehr gibt, ist auch die ältere, erotische Frau verloren gegangen. Zumindest scheint es so.

Begibt man sich auf das Terrain des erotischen Erlebens, so gibt es da ein großes, unberührtes Areal, indem es sich neu zu positionieren gilt.

Beziehungsweise kann eine Archäologin der erotischen Lebensart wichtige und schöne Möglichkeiten wieder aufdecken, indem sie sich dem »scheinjungen« Äußerlichen zu entziehen versucht.

Ich glaube, eine der Qualitäten der älteren Frau ist es, zuhören zu können. Die geschenkte Aufmerksamkeit ist auf jeden Fall auf gewisse Weise verführerisch. Die Frau zu sein, die souverän und gut gelaunt ist, die Meisterin im Erkennen von Zusammenhängen ist, kann ein ziemlich hoch gestecktes Ziel sein.

Ich habe viele Gespräche geführt und eigene Erfahrungen zu diesem Thema gesammelt. Um richtig zuzuhören, muss man entspannt sein. Beim Zuhören eröffnen sich neue Welten. Immer wieder entdecke ich begeistert, welch wunderbare Bilder durch

Worte entstehen, wenn man dem Gegenüber die Möglichkeit gibt, zu erzählen.
Das Zuhören ist für mich ein Merkmal der älteren Schönheit. Aber lassen Sie sich nicht überfordern, denn das macht krank, alt und hässlich.
Das Gespräch zwischen jüngeren und älteren Frauen über die Wandlung des Zeitgeistes lässt neue Gedanken entstehen. Zu behaupten, früher sei alles besser gewesen, ist nicht produktiv. Erotischer war's und das macht einen Unterschied, der sich vermitteln lässt.

Bei »zwangsjungen«, älteren Frauen, die mit Leoparden-Kniebundhosen herumlaufen, mit Fußkettchen und Extensions (angeschweißte Haare), vergeht einem die Lust daran, in deren Wissen einzutauchen. Zu viele Frauen imitieren die Jugend, anstatt ihre Erfahrung zu kultivieren. Selbstverständlich sind diese Bemühungen nicht von Erfolg gekrönt. Die Jugend ist – auch durch ihre Leere – bestechend schön. Sie regt durch die schöne, glatte Fläche die Fantasie an.
Teilweise habe ich den Eindruck, dass ältere Frauen mittlerweile schneller erröten als manche Jugendliche, die durch Pseudo-Erfahrung früh abgebrüht werden. Auch hier ist wieder die Überfütterung mit Bildern ausschlaggebend, die die Empfindsamkeit der jungen Frauen zwangsläufig verringert.
Das hängt mit dem Unterschied der erotischen Empfindung zusammen, welche eben aus einer an-

deren Zeit stammt. Das, was sich durch Abtasten des Gegenübers, das sich Vorwagen und Zögern häufig statt Sex abspielte.
Im Prinzip können wir hier die Folgen der missverstandenen Emanzipation deutlich erkennen. Eine emanzipierte Frau ist nicht jene, die mit allen schläft, sondern jene, die mit niemandem schlafen muss.
Meine Generation hat sicher viele notwendige Veränderungen bewirkt, dennoch hat die sexuelle Befreiung sozusagen einen Scherbenhaufen hinterlassen. Den Scherbenhaufen der Erotik.

Da ich große Enkeltöchter habe, bin ich in unserer Familie für Fragen dieses Themas zuständig. »Nana, wie war das früher? Wie waren die Kleider, Autos, der Umgang miteinander? Was ist Erotik und wie kann ich diese Atmosphäre wiederfinden?«
Ob ein »Mädchen« nun jung ist oder alt, die Voraussetzungen sind gleich. Wo und wie stellt sich die erotische Wahrnehmung ein? Es ist an der Zeit, sich gegen »Stumpf ist Trumpf« zu wehren.
Das Abgestumpft-Sein und die Verrohung haben sich eingeschlichen. Subtil hat sich das Unsubtile vorgedrängt.

Aber wogegen soll man sich wehren? Es ist denkbar einfach:

- Pflege dein Misstrauen gegen das Wiederholbare wie Filme und Fotos

- Öffne dich für das Einzigartige und die Magie des Augenblicks
- Bestehe auf Haltung und Form

Heutzutage muss man nicht für sexuelle Freiheit kämpfen, aber sehr wohl für den Raum, in dem erotisches Empfinden gedeihen kann. Wenn ich meine Enkel auf duftende Märkte und in Museen führe, präge ich nicht nur sie – ich bewahre auch etwas in mir.

Der Verlust der erotischen Wahrnehmung bei älteren Frauen hängt nicht nur mit der Bilderwelt zusammen. Er entsteht auch aus der Art mit dem Leben umzugehen, aus der Identität, in die man schlüpft wie in ein Kleid. Allerdings ein Kleid, das man sich selber genäht hat. Ein geistiges und körperliches Gewand.

Für junge Frauen ist es leicht, auch hässliche Kleider zu tragen. Sie sind jung, glatt, können bauchfrei gehen und die hässlichen Fetzen tragen, die überall angeboten werden. Was aber ihren innerlichen Zustand anbelangt, so trügt dieser Schein. Meine Enkel fänden es toll, in der Zeit meiner Jugend gelebt zu haben. In der Zeit der errötenden Mädchen.

Ihnen ist das Kunststück gelungen, sich so zu gestalten, dass sie unverwechselbar aussehen und sind. Sie sind gottlob nicht die einzigen Anti-Barbies.

Das ist eine gute Voraussetzung für ein Leben ohne das Joch der Banalität. Doch das Problem der Jugend

soll hier nicht das zu beleuchtende Thema sein. In diesem Buch geht es nur um die Möglichkeit, sich als ältere Frau aus dem Dschungel der Lächerlichkeit zu retten. Man stelle sich vor, früher hätten die Mütter sich wie die Backfische angezogen und so die Generationsgrenzen überschritten!
Wir merken gar nicht mehr, dass es kaum noch Kleidung für Erwachsene gibt. Es fehlt an einer Richtung, einer Definition oder einem »Look« für die Schönheit der erwachsenen Frau. Damit könnten sich auch die »Jungen« wieder entspannen.
Man muss nicht denken, dass dieses Problem nur die Menschen betrifft, denen es an Geld mangelt. Viele, viele Frauen scheinen wie Goya-Zeichnungen. Die bunten Fähnchen, das peinliche Benutzen der Jugendsprache, das seltsam reparierte Gesicht – die auf jung getrimmte Frau sieht tragisch aus. Dieses Bild hat nichts mit der Frau zu tun, die jugendlich wirkt.
Nachdem Erotik auch immer mit etwas Geheimnisvollem zu tun hat, ist alles Offensichtliche schädlich.
Wir haben heutzutage unfassbar viele Möglichkeiten für praktisch alles. Das macht es nicht einfach. Streng genommen bedarf es nur einer Voraussetzung: einer stimmigen Identität.

Für eine ältere Frau geht es darum, sich Fragen zu stellen und Antworten zu finden:

Definiere das Problem
Entwirf einen Plan

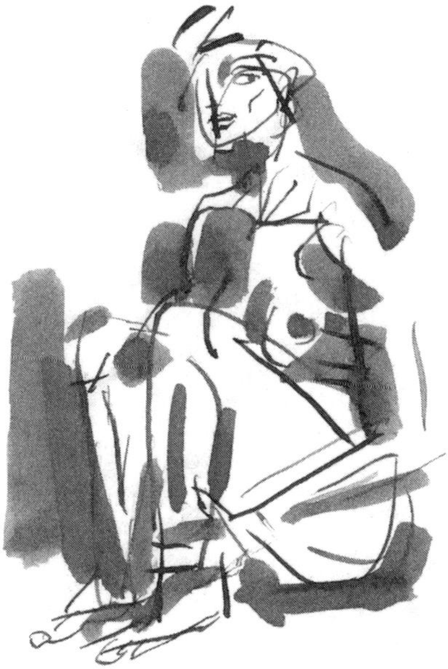

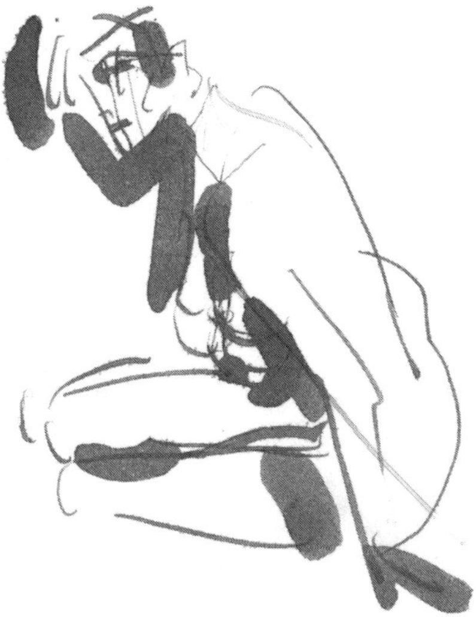

Führe ihn durch
Genieße die Zeit, in der man die Änderung durchsetzt – auch wenn sich Schwierigkeiten ergeben

Nur mit einem Gleichnis kann ich dies vermitteln. Ich meine, dass man von Märchen und Geschichten am leichtesten lernen kann.
Als Person des »öffentlichen Interesses« entbehre ich der Anteilnahme, die jeder normale Mensch in seiner Kommune, seiner Umgebung oder an seinem Arbeitsplatz erfährt. Wenn ich gut aussehe, behauptet man, ich sei geliftet. Wenn ich schlecht aussehe, behauptet man, dass ich demnächst sterben würde.
Weder das Eine noch das Andere stimmen so.
Natürlich muss ich, wie jeder andere auch, irgendwann sterben. Wie alle anderen Menschen bin ich der Veränderung unterworfen.
Dabei stellt sich aber die Frage: Gestalte ich die Wandlungen des Lebens, die Veränderungen, oder »gestalten« diese mich?
Wenn man in einer Gruppe, einer vertrauten Nachbarschaft lebt, erfährt man, wie der Tod eines geliebten Menschen den Betroffenen verändert. Aber auch, wie die Person sich erholt.
Man weiß, welche Hilfsmittel sie in Anspruch genommen hat, um sich zu regenerieren und um über die Trauer hinwegzukommen.
Als Promi lässt sich das über die Medien nicht vermitteln. Mit einem Buch aber schon. Und darum

hier zum Thema der Identität und über die Beschreibung eines Verlustes eine Geschichte aus meinem Leben.

Im Januar 2008 konnten wir nur noch akzeptieren, dass unser Hund Grisu, ein Cairn Terrier, an der Krankheit, die im Jahr zuvor festgestellt worden war, sterben würde.

Seine wuschelige Energie hatte uns durch sämtliche Krisen begleitet, er war unser haariges Kind. Immer erfreut uns zu sehen, immer derjenige, der im Hotel zuerst auf dem Bett lag. Der Winter war nicht besonders kalt, und weil der Hund immer weniger Energie hatte, entschieden mein Mann und ich, ihm eine schöne Reise mit uns zu schenken. Wir hatten mit ihm ganz zu Beginn unserer Beziehung eine Reise nach Südfrankreich gemacht. Ich habe dort auf Märkten gestöbert, um besondere kosmetische Produkte zu finden.

Grisu war erotoman, aber das nur nebenbei. Auf gewisse Weise war er der Gegenpol zu unseren intellektuellen Arbeiten. Er war das Kreatürliche an sich.

Wir fuhren in die Alpillen, einem besonderen Ort in der Provence bei St. Remy, dem Ort aus dem Nostradamus stammt (unser Hund hatte eine gewisse Ähnlichkeit mit ihm ...).

Wir ergatterten ein schönes Hotel mit Basse Saison-Preisen, in dem es ein ungewöhnlich großes Bad mit Ganzkörperspiegel gab.

Nachdem wir tagsüber mit Grisu spazieren waren

und er mit etwas mehr Energie ins Bett gesprungen war, ging ich noch mal ins Bad. Es war spät und ich hatte Muße, mich zu betrachten. Die Hose, den Pullover und Unterwäsche ausgezogen, sah ich die Person im Spiegel an. Ein schwerer Körper, eine traurige Haltung, hängende Schultern und das Gesicht meiner Mutter.
Eine ältere Frau, die wie eine Hieroglyphe des Duldens aussah. War ich das geworden? Hatte das Leben sich so entschieden?
Ich sah mich an und überlegte, ob ich da tatsächlich mitmachen möchte, und fragte mich, ob es eventuell eine andere Identität für mich gäbe? Und – vielleicht gar nicht so unwichtig – würde ich mit meiner traurigen Duldermiene unserem Hund den Abgang erleichtern? Offensichtlich nicht.
Ich war nicht bereit, im Körper dieser schwerbeinigen, trist aussehenden Person den Rest meines Lebens zu verbringen. Damit würde ich weder mich noch meine Umwelt glücklich machen.
Ich geriet nicht in Panik, sondern stellte mir wieder einmal zwei wichtige Fragen: Wo bist du? Wo willst du hin?
Natürlich ist damit keine örtliche Veränderung gemeint. Beziehungsweise kann eine räumliche Veränderung die Folge sein, aber niemals statt einer innerlichen Veränderung gelten. Es ist die geistige Veränderung als Voraussetzung für den körperlichen Wandel.

Alleine der Gedanke bewirkte ein kleines Wunder! Das Wissen, selber etwas verändern zu können, war immer meine Stärke. Nur im Angesicht der Trennung hatte ich es vergessen. Das geht vielen Menschen so. Jede Trennung ist ein kleiner Tod, der Tod ist die große Trennung. Er stürzt uns in Krisen.
Wir vergessen oft, dass wir immer auch selbst beteiligt sind. Man hat keine Macht über Tod und Verlust, aber über die Art damit umzugehen.

Ich setzte mich hin und machte eine Liste der Probleme und eventueller Lösungen. Es war mir wichtig, tief im Inneren einen Schalter umzulegen und damit meine Einstellung zu etwas Unausweichlichem zu ändern.
Jeder Mensch muss sich dauernd von etwas trennen. Man merkt es aber oft zu spät und hat dann keine passende Einstellung parat. Man belächelt Kulturen, in denen Frauen ihren Schmerz rausschreien. Dieser Umgang mit Trauer und Verlust ist aber viel gesünder. Bei uns wird dies nicht mehr kultiviert, wir leben in einer Atmosphäre des Verdrängens. Kinder, Jugend, Geliebte, Besitz, Geld, Freiheit, alles kann verloren gehen. Vieles muss verloren gehen, um Neuem Platz zu machen. Nicht die Lebenserfahrung ist das Problem, sondern der Umgang damit. Nicht der Verlust zählt, sondern die Erleichterung, die die Überwindung bringt.
In meinem Fall dachte ich darüber nach, wie sich

meine miserable Stimmung auf das haarige Wesen auswirkte, es konnte sich ja nicht beschweren.
Ich erkannte, dass es darum ging, mich so zu ändern, dass meine Trauer nicht bleiern in der Luft hing. Ich musste das Unausweichliche gewissermaßen umarmen und für die Freude, die er uns bereitet hatte, dankbar sein. Dieses Wissen, diese Erfahrung, ist im Gegensatz zu uns unsterblich. Die Trennung von den Eltern ist für alle Menschen in unserer Kultur auch deshalb schrecklich, weil der Tod verdrängt und Trauer nicht erlaubt wird. Trauer wird fotografiert, in den Plappermedien ausgebeutet, als Schwäche des Trauernden gehandelt. Damit habe ich dokumentierte Erfahrung. Echte Trauer ist weder schick, noch »angesagt«. Für mich ganz persönlich war es eine Erfahrung, an der ich wachsen musste.

Ich beschloss also einen Plan zu entwerfen, mich dem Problem zu stellen und nicht davor davonzulaufen. Hier einige Beispiele, die meine Trauerarbeit erleichtert haben.

Erster Schritt:
Mache aus dem Dulden etwas anderes. Versuche Freude in die endliche Gegenwart zu bringen.

Zweiter Schritt:
Körperliche Erschöpfung wegen geistigen Stresses bewirkt immer eine Kettenreaktion.

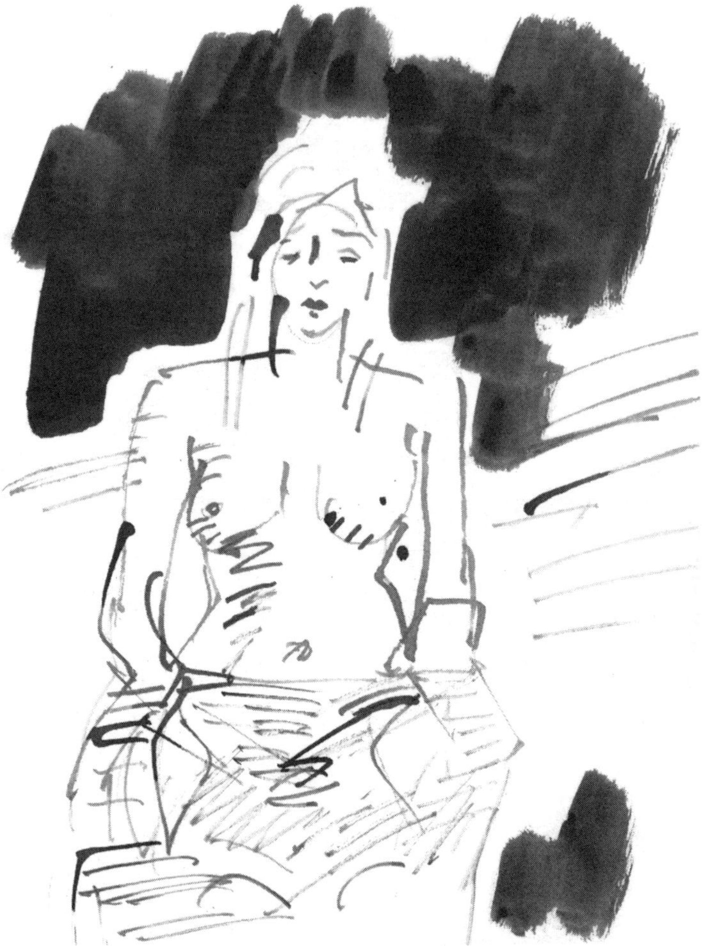

Ich versorgte meinen Körper mit Nährstoffen. Denn Stress plündert den Nährstoffhaushalt des Körpers. Natürlich wird die Einnahme von Magnesium das geliebte Wesen nicht wieder auferstehen lassen. Doch der Schmerz lässt sich besser verarbeiten.
Die Franzosen lieben Hunde, daher konnte ich mein Problem beschreiben und bekam svtowohl Vitamine, Mineralien und Kräuter als auch Verständnis. Kein Land ist so hundefreundlich wie Frankreich. Sie sehen im Hund keinen Untertanen, sondern einen Wegbegleiter.

Dritter Schritt:
Freunde dich mit dem Unabänderlichen an und sieh, was du tun kannst.
Ich habe dauernd mit dem Hund über unsere schönen Zeiten gesprochen und die Gegenwart mit ihm genossen. Über das gesprochene Wort wird Schwingung erzeugt. Statt sich aus Angst vor der Trennung in eine für alle Beteiligten negative Situation zu begeben, kann man durch liebevolle Worte das Gegenteil schaffen. Eine Atmosphäre der Zärtlichkeit statt der Anspannung.

Vierter Schritt:
Öffnen Sie sich und werfen Sie die alte Hülle weg.
Mit gezielter Gymnastik gelang es mir, meinen negativen Veränderungen entgegenzuwirken. Die Auswirkung des Geistes auf den Körper wird unter-

schätzt. Die Grundeinstellung beeinflusst den Menschen bei jeder Tätigkeit.
Es nützt nichts, sich mit allgemein gültigen Fitnessübungen aufzuhalten. Gerade jetzt gilt es, intelligent zu üben – weniger, aber richtig. Da dieses Thema sehr wichtig und umfassend ist, widme ich ihm ein eigenes Kapitel.

Es war erstaunlich. Innerhalb von Tagen wurde ich »leichter« und half Grisu mit einer besseren Stimmung. Ich ließ mich auf seine Wünsche ein und gab ihm Muße und Zeit zum Schnüffeln.
Dank herrlicher französischer Kombinationen, von Magnesium bis Zink, konnte ich mich stärken und mich als eine Frau identifizieren, die nicht Opfer einer Unabänderlichkeit ist. Ich bin an meiner Trauer gewachsen und ich begann, mich damit erwachsen zu fühlen. Die Identität der erwachsenen Frau wird einem nicht geschenkt. Der nächste Schritt wäre, wirklich souverän und weise zu werden. Daran arbeite ich noch.

Was nun meine Hundegeschichte mit Erotik zu tun hat, ist nicht auf den ersten Blick zu erkennen. Doch Trauer, Verlust und das Gefühl, ein Opfer zu sein, verhindern die Wahrnehmung des Lebens. Nach meinem Entschluss, mich nicht länger als Opfer zu sehen, war plötzlich alles voller Lebensfreude.
Die Erfahrung des Atmens, der guten Luft, der un-

tergehenden Sonne auf dem Gestein der Alpillen war so erfüllt von Leben und der Lust den Augenblick zu spüren, dass sie sehr wohl als erotische Empfindung einzuordnen ist.

Die schmerzvolle Erfahrung ohne Bitterkeit durchzustehen führte zu einem Identitätswechsel: Ich wurde zu einer erwachsenen Frau, die an der Trauer gewachsen ist. Ich habe mich der Schwere nicht hingegeben.

Ich erinnerte mich an Anna Magnani, eine Ikone aus den Fünfzigern, deren Attraktivität auch darin bestand, dass sie Erfahrungen gemacht hat, die Schwächere so nicht überlebt hätten.

Entscheidend ist bei allen Verlusten die Maßnahme, ob ich die Erfahrung daraus für oder gegen mich verwende. Meine Antwort ist klar: Meine Identität muss die Schrammen auch ertragen können. Wer liebt, muss lernen mit Verlusten umzugehen.

Die Aura der Makellosigkeit ist ein blödes, modernes Etwas, das eindeutig durch die übermächtige Bilderwelt entstanden ist. Oberstes Prinzip ist heute perfektes Aussehen, das weit über der Lebenserfahrung steht. Auch im Alltag.

Glätte und Makellosigkeit sind aber unerotisch. Es geht einzig und allein um die Lebensart, die sich bei uns abzeichnet. Bewältigt man Erfahrungen, in dem man sie negiert oder vertuscht, anstatt sich mit Geduld an die Bewältigung zu machen?

In Gesichtern ist das deutlich zu sehen. Coco Chanel sagte: »Ob eine Frau schön ist oder nicht, zeigt sich

erst ab vierzig, dann hat sie das Gesicht, das sie verdient.«
Botox als »Allheilmittel« ist deshalb gefährlich. Selbst die Frauen können die Signale nicht mehr lesen, die der Geist über den Körper sendet.
Der Geist ist ja in ständigem Dialog mit uns. Er hat nur den Körper als Sprache. Wie viele besondere Ärzte und Heiler werte auch ich Erkrankungen als Sprache.
Eine verantwortungsvolle Identität entspringt auch aus dem Umgang damit. Natürlich erwischen uns Viren und Bakterien. Viele Erkrankungen sind aber selbst gemacht.
Dabei ist, neben Tod und Krankheit, das Thema der Trennung in Partnerschaften eine heikle Angelegenheit. Ehen, die lange halten, gelten als »gut«, egal wie sich die Partner gegenseitig lähmen. Selbstverständlich wird man eine Familie nicht leichtfertig auflösen. Sicher ist jedoch, dass eine geschiedene Frau gebrandmarkt ist.
Ich empfinde es als besonders wichtig, sich das Recht auf Glück außerhalb einer Standard-Partnerschaft zu erkämpfen. Mit Besorgnis sehe ich heute die alleinstehende Frau mehr denn je geächtet. Sarah Connor, an sich als Sexbombe gehypt, sagte nach viel Reality-TV-Ruhm etwas, das ich wichtig finde. Sie sieht nicht ein, warum das Glück nur mit einem Mann in Verbindung zu setzen ist. Die Lebenserfahrung entschleiert sich dieses Geheimnis:

Die glücklich alleinlebende Frau gefährdet ein ganzes System.
In anderen Ländern, wie auch in Frankreich, wird die Existenz der Familie nicht durch die Geliebte des Ehemannes gefährdet. Man verwechselt im großen Ganzen die Familie nicht mit der Befindlichkeit der Eltern. So ist der Verlust sexueller Anziehung der Eltern kein Grund alles aufzulösen.
Man erlaubt den Wandel der Beziehung. Die Kinder stehen über der Frage, ob die Eltern sich ein Leben lang lieben. Eine ältere Frau allerdings, die sich das Recht herausnimmt, das Leben auf ihre Art zu genießen – nachdem die Kinder aus dem Haus sind – wird zum Teil geächtet.
Da schließt sich der Kreis. Denn eigentlich bedeutet Freiheit auch erotisches Erleben, im Sinne der Einzigartigkeit der Augenblicke. Das geht aber oft nur, wenn man es wagt, aus einer Ehemühle zu entfliehen. Mit allen Konsequenzen. Viele wissen nicht, dass eine solche Flucht häufig die einzige Möglichkeit ist, aus dem Ehemann wieder einen Freund zu machen.
Das sehe ich als ideale Möglichkeit. Sie fordert Mut, es lohnt sich aber. Trennungen und Verluste bergen die Chance des Neubeginns.
Der Trend zur Verdrängung ist groß, daher mein Versuch dies zu ändern. Wer das Leben erobern will, muss sich der Konfrontation mit dem ärgsten Feind stellen. Sich selbst.

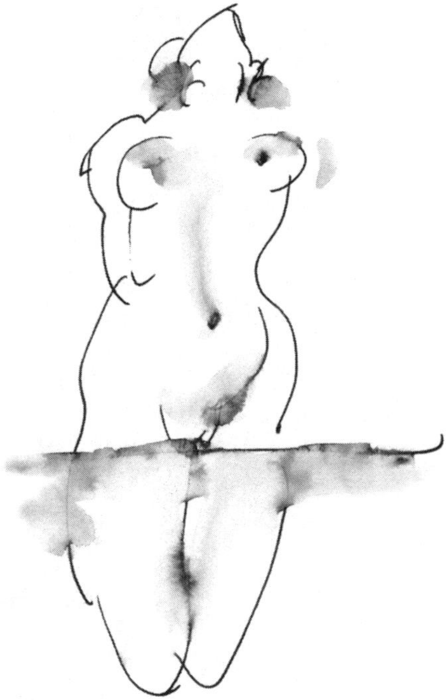

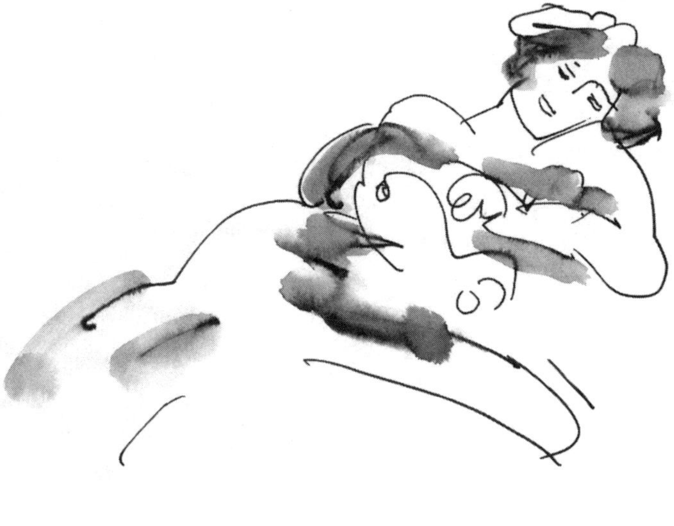

Wer belügt sich am meisten, wem können wir was vormachen?
Nur uns selbst.
Weg damit!
Auf, auf, zur Konfrontation.
Das Leben ist endlich, genieße es, in dem du die Wahrheiten nicht verdrängst.
Es ist viel schöner, als man glaubt! Und damit ergibt sich eine klare, starke Identität als Mensch mit Erfahrung, ohne Duldungsstarre.
Mit klarer Sicht auf die Eigenverantwortung als Tor zum intelligenten Genuss.

Eine eigene Identität auszubilden bedeutet, sowohl sich von der Masse abzuheben als auch sich in sein soziales Umfeld als Individuum einzugliedern. Fühlt man sich in seiner Haut wohl, strahlt man auch Erotik aus. Finden Sie Ihren eigenen Stil. Dies betrifft nicht nur Kleidung, sondern auch Ausdruck und Körpersprache. Dabei ist es wichtig sich nicht krampfhaft von etwas distanzieren oder abspalten zu wollen, sondern einfach nur sich selbst treu zu bleiben und sich nicht zu verstellen. Sonst werden Sie auf lange Sicht nicht nur Ihren Eros, sondern auch sich selbst verlieren.

3

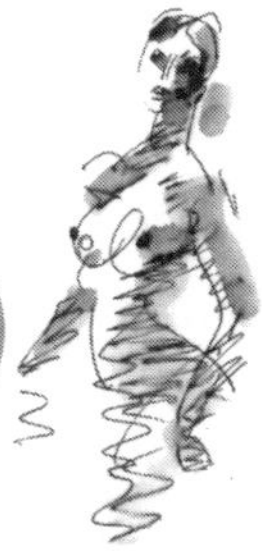

BEWEGUNG

Vision statt Image

Für Außenstehende ist es nicht so offensichtlich, doch Fitnesswellen branden um unser Selbstbewusstsein – wie Sandburgen stürzen wir ein.
Im Laufe der Jahrzehnte hat sich aus der »Kraft durch Freude«-Ideologie des 19. Jahrhunderts über Aerobic, Yoga und Pilates, bis hin zu Variationen des »Bodybuildings« wieder eine Rückkehr zu stählernen, übertrainierten Körpern eingeschlichen.
Ein seltsamer Höhepunkt des Bodybuilderwesens war bei einer Ausstellung zu sehen: eigenartige Wesen mit dunkelbraun gefärbter, lederhafter Haut, gefletschtem Lächeln und merkwürdig aussehenden, mit Brustwarzen versehenen Inseln anstelle der Brüste.
Gleichsam als »Gegengewicht« im wahrsten Sinne des Wortes positionieren sich dampfwalzenartige, ein wenig geschlechtslose Erscheinungen – im Sommer in rosigen T-Shirts, eine Symphonie aus Wellfleisch, bunt gefärbtem Haar und zielloser Zielstrebigkeit.

Wie Ameisenarmeen durchziehen sie Strandgebiete auf der Suche nach dem verlorenen Paradies.
Es ist mittlerweile ziemlich schwer, normale Körper zu finden – von normalen Menschen ganz zu schweigen.
Schon der Anspruch auf einen durchschnittlichen Körper verfrachtet uns in eine Außenseiterposition.
Der Grund dafür ist auch hier wieder die Beeinflussung durch Bilder. Liz Hurley sagte öffentlich, sie würde sich umbringen, wenn sie die Figur von Marilyn Monroe hätte.
Das sorgte für Furore, blieb aber ohne Konsequenzen, denn der untrainierte weibliche Körper erntet Abscheu.
Im Krieg des Konsums müssen die Idole auch immer Soldaten sein. Selbst der fantastisch aussehende Giorgio Armani wird mit der Kamera am Strand in der Badehose erhascht und als »Mumie« bezeichnet.
Den Menschen bleibt also nur eine geringe Zeitspanne der Blüte. Alles, was nicht makellos ist, gilt als schwach.
Vivienne Westwoods Aussage »We are living in some sort of dark age« *(Wir leben in einer Art Mittelalter)* unterschreibe ich sofort: Wie im Mittelalter *sterben* die Menschen jung – zumindest was ihre »Bildertauglichkeit« betrifft.
Durch diesen Einfluss entsteht natürlich eine Spaltung. Das Selbst und der Körper entfernen sich voneinander, was eine gewisse Schizophrenie birgt, die

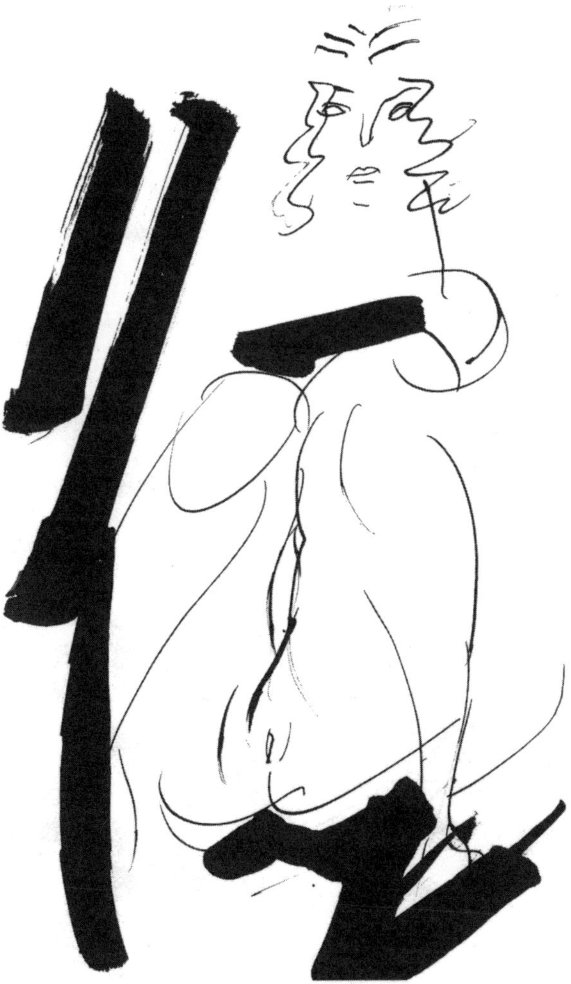

sich eben vor allem in den Farbmagazinen einschleicht. So werden ausländische Schauspielerinnen an den Pranger gestellt, weil sie Schönheitsmaßnahmen getroffen haben. Die inländischen Stars mit Kosmetikverträgen werden hingegen als »biologische Wunder« deklariert.

Diese Optik führt natürlich zu Verwirrung. Magersucht ist nur eines der vielen Symptome. Die Möglichkeit des attraktiven Alterns ist unter einer Staubschicht von Lügen verborgen.

Wer nicht aus Stahl gemacht ist, kann sich auch gleich als rosa Warzenschwein am Strand wälzen.

Da es keine Ikonen mit normalen Körpern mehr gibt, verschwinden sie auch aus dem Alltag.

Dadurch werden sie zu einer neuen, kleinen, radikalen Minderheit!

Fast alle Menschen erfahren mit dem Vergehen der Zeit, dass sich verändert, was man recht wagemutig *seinen* Körper nennt. Was gehört uns schon? Was bleibt unverändert bestehen?

Wenig.

Die Form, in der wir leben, ist vielmehr etwas, das täglich hauptsächlich durch Gefühle und Gedanken beeinflusst wird.

Das bezweifeln Sie? Nun denn. Angst und Stress beeinflussen unsere Nahrungsaufnahme. Es geht nicht nur darum, dass wir mehr oder weniger essen. Die Nahrung wird unter verschiedenen Umständen vom Körper anders verwertet (mehr dazu in Kapitel 6).

Ein glücklicher Mensch wird von einem Stück Torte nicht zunehmen, weil er kraft der Energie, die sein Glück auslöst, ständig in Bewegung ist. Die in Trauer *gefressene* Torte erfährt diese Verbrennung nicht. Bewegung ist elementar, formt und macht den ganzen Unterschied.

Sie haben vielleicht schon gehört, dass sich unser Weltall ausdehnt, und zwar immer schneller!
Meine These dazu ist, dass unser Körper diese Entwicklung mitmacht! Denn ich esse bestimmt nicht mehr als früher, dennoch dehne ich mich aus!
Als vernünftige Erklärung – denn das mit dem Weltall ist nicht ganz ernst gemeint – gibt es aber einen anderen Grund: Ich rege mich nicht mehr über alles auf und bewege mich nur noch, wenn es Sinn macht. Hätte jeder einen Euro für jede sinnlose Aktivität in der Jugend bekommen, wären viele Millionäre!

Es gilt also die Bewegung als sinnvolles Element in die Gestaltung unserer Lebenszeit zu integrieren.
Es hat überhaupt keinen Sinn, sich in eine Form zu quälen, die nicht zu einem passt. Mit 49 Kilo sähe ich bestimmt nicht so lebenslustig aus, allerdings möchte ich mich nicht in eine zweite Venus von Willendorf verwandeln. Sie ist schön, aber ich fühle mich mit 63 Kilo am Rande des Erträglichen. Gegen das Ausufern hilft nur Bewegung, aber im Rahmen des Möglichen.

So wird Gymnastik keine langen Beine zaubern, wo sie nicht sind – leider auch keine Taille. Aber man kann die richtige Bewegung um den eigenen Phänotypen kreieren.
Phänotyp wurde von Wilhelm Johannsen 1911 als Begriff etabliert. Es geht dabei um Merkmale der Vererbung, die sich jenseits von Variablen befinden – also Schnecke bleibt Schnecke, nur die Streifen am Haus sind immer anders.

Ich denke, dass Bewegung erstmal ein innerer Prozess und daher auch von innen über Gedanken und Gefühle zu ordnen ist.
Es geht dabei um Vision, das Visualisieren, die Vorstellung.
Da ich schon einige Bücher zum Thema Wellness geschrieben und hunderte gelesen habe, würde ich sagen, dass Bilder als Mittel zur Anleitung kaum zu gebrauchen sind.
Sie sind zwar hübsch anzusehen, meistens aber stiften sie eher Verwirrung – man denke an manche Yogaposen, die tatsächlich erschreckend aussehen!
Wenn ich zum Beispiel sage, machen Sie den Hampelmann, ziehen Sie an einer Glocke, binden Sie Ihre Schnürsenkel, so erwachen viele körperliche Informationen in Ihnen. Das ist wesentlich leichter, als wenn Sie versuchen würden, nach komplizierten Anleitungen auf Bildern nachzuturnen.
Für die verschiedenen Typen gilt es, die passenden

Übungen zu finden. Das ist nicht schwierig, aber man muss das Workout dann auch regelmäßig ausführen.
Im Internet oder in Studios wird eine Palette von Möglichkeiten angeboten. Was für den einen richtig ist, mag dem anderen schaden.
Was auch immer man für sich entdeckt: Es muss zweimal pro Woche geschwitzt, die Muskeln angeregt und die Seele der Muskeln bereichert werden.
Das bedeutet nicht, die Übungen wie eine Maschine abzuturnen! Gerade für Ältere kann das sehr schädlich sein. Seelenloses Gehüpfe kann für die Knie den Garaus bedeuten. Wichtig ist es, das Richtige für sich zu finden. Hier einige Richtungen, die ich sehr empfehle:

Tai Chi

Tai Chi ist eine fantastische asiatische Bewegungslehre, die vor allem für ältere Menschen eine ganzheitliche Wirkung bedeutet.
Häufig wird unterschätzt, wie stark Beweglichkeit und ein Körperbewusstsein auch über die Fähigkeit erotischer Wahrnehmung bestimmen. Man kann in jedem Alter und fast jedem Zustand damit beginnen.
Wo immer Chinesen leben, sieht man sie in der Gruppe üben. In einem Pariser Vorort, wo es immer viele Unruhen gibt, habe ich mit großer Faszination beobachtet, welche Kraft und Ruhe die Menschen bei ihren Übungen ausstrahlen. Sie bilden dort eine

Gruppe, die von den äußeren, oft negativen Einflüssen völlig unberührt bleibt.
Eine Malerin aus meinem Bekanntenkreis hat mit etwa fünfzig Jahren und stetigem Training eine absolute Jungmädchen-Figur.
Bei Tai Chi steht der Genuss im Mittelpunkt.
Mir persönlich ist es etwas zu ruhig. Mein »Typ« braucht etwas schnellere Bewegungen. Wie erwähnt, ist es sehr wichtig, sich einem System zuzuwenden, das das eigene spiegelt.
Tai Chi lässt sich nicht nur in Kursen, sondern durchaus über eine DVD lernen. Das bewegte Bild ist hierbei wichtig. Am besten übt man jedoch in der Gruppe, denn die Dynamik und auch die Atmosphäre spielen beim Energiefluss eine wesentliche Rolle.

Qigong

Wie Tai Chi ist auch Qigong eine asiatische Lehre. Allerdings ist es für Eingeweihte mehr als bloße »Gymnastik«. Hierbei geht es um Schwingung und sicher ist es gerade für Menschen, die sich nicht im Gleichgewicht fühlen, sozusagen aus ihrer Mitte »gefallen« sind, etwas Wunderbares.
Diese Lehre ist besonders zu empfehlen, um nach einer Krankheit oder einem Verlust wieder zu sich zu kommen. Menschen, die die Tendenz haben, sich zu verausgaben, können sich damit beruhigen und wieder lernen, Kraft aus dem inneren Gleichgewicht zu tanken.

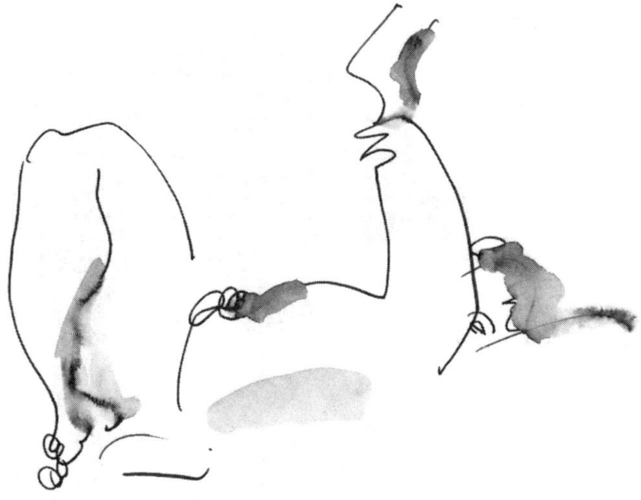

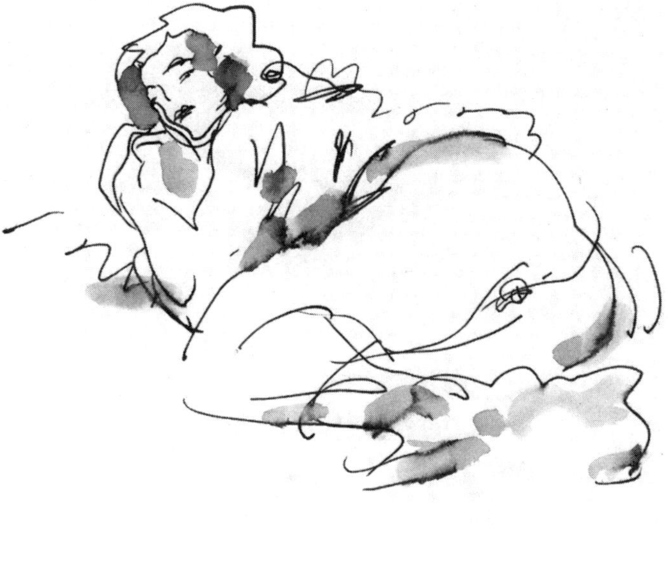

Qigong kann eine Persönlichkeit verbessern, aber auch für diese Übungen sind Vertrauen und große Hingabe notwendig.

Afro

Leider gibt es in unseren Breiten so wenige gute Lehrer, dass ich es kaum wage, diese Tanzart zu empfehlen. Denn ohne guten Lehrer und eine gute Gruppe ist Afro tatsächlich gefährlich, da man die Knie böse überfordern kann.
Allerdings kann man sich mit einem guten Lehrer die schönste Figur ertanzen, ohne auch nur einmal darüber nachzudenken. Dazu gibt es gute Laune und eine glatte Haut!

Salsa

Beim Salsa ergibt sich das gleiche Problem: Es ist nur mit einem guten Lehrer zu empfehlen.
Es gibt jedoch verschiedene Formen, darunter auch Zumba, die man mithilfe einer DVD erlernen kann. Hierbei werden Gymnastik und Tanz so verbunden, dass man ganz schnell schlank und fröhlich wird. Aber auch hier gilt es, besser in der Gruppe zu tanzen. Es entsteht einfach eine andere Energie!

Spinning

Dieser Sport ist ganz wunderbar, um abzunehmen. Gerade die häufigsten Problemzonen Bauch, Schenkel und Po werden schnell gestrafft.
Das Ausdauer- und Herz-Kreislauftraining ist Ge-

schmackssache. Ich empfehle es zur Kalorienverbrennung als Zusatz zu Yoga oder Tai Chi – leider ist es ein bisschen stumpfsinnig.

Pilates

Ich bin von diesem fantastisch ausgeklügelten System vollkommen überzeugt. Egal, ob man jung ist oder älter: Es wird immer einen verbesserten Körper bringen. Auch hier sind natürlich gute Lehrer wichtig. Es gibt in diesem Fall auch die Möglichkeit mithilfe eines Buches zu arbeiten.

Fast alle Fitness-Studios bieten mittlerweile Pilates an. Es lohnt sich. Selbst wenn man später allein zu Hause trainiert, ist es sicher eine der besten Möglichkeiten, seinen Körper zurückzuerobern.

Yoga

Jane Fonda, die Frau mit den schönsten Armen der Welt – ja, sie sind wirklich makellos –, ist auch für Aerobic bekannt. Im Laufe der Zeit ging sie immer mehr zu Yoga über.

Ich persönlich empfinde Yoga vor allem nach Krisen, in denen sich der Körper zwangsläufig verkrampft, als ideale Methode, um sich zu verjüngen.

Nach stressigen Zeiten ist es ja nicht das erste Anliegen einen Stahlkörper zu kriegen, sondern erst mal wieder den Chi Fluss zu ermöglichen. Die Lebensenergie braucht Bahnen, um zu fließen. Die Verbesserung der Figur kommt von alleine.

Allerdings, so meine ich, müssen jeden Tag einige wenige Übungen und dreimal pro Woche eine volle Yoga-Class gemacht werden. So besteht mein »Gut in Form«-Programm aus täglichem Yoga (auch alleine) und zweimal schweißtreibend in einer Gruppe, außerdem nehme ich mir Zeit für Body Styling oder Spinning. Schon nach zwei Wochen sieht man deutliche Ergebnisse und fühlt sich sehr wohl!

Rad fahren und Spazieren gehen

Wer in einer Stadt lebt, in der man Rad fahren kann, weiß, dass das Radfahren einfach optimal ist – auch, um Termine einzuhalten! Auch ein schneller Spaziergang kann kleine Wunder vollbringen. Er sollte aber mindestens über eine Stunde lang dauern.

Powerplate

Die Powerplate ist ein wunderbares Gerät, das noch dazu Spaß macht. Allerdings muss man dafür ins Studio oder extra Geld auslegen, denn es ist teuer!

»Tanztee«

Heutzutage grob unterschätzt und fast vergessen: Der Tanztee.

Tanzen ist vielleicht das beste Instrument für einen gesunden Körper. Es ist egal, welche Rhythmen und Tänze man bevorzugt. Die Bewegung zu Musik mit Partnern gibt Seele und Körper Nahrung.

Ich liebe Reggae, Bob Marley und Jimi Cliff. Dieses

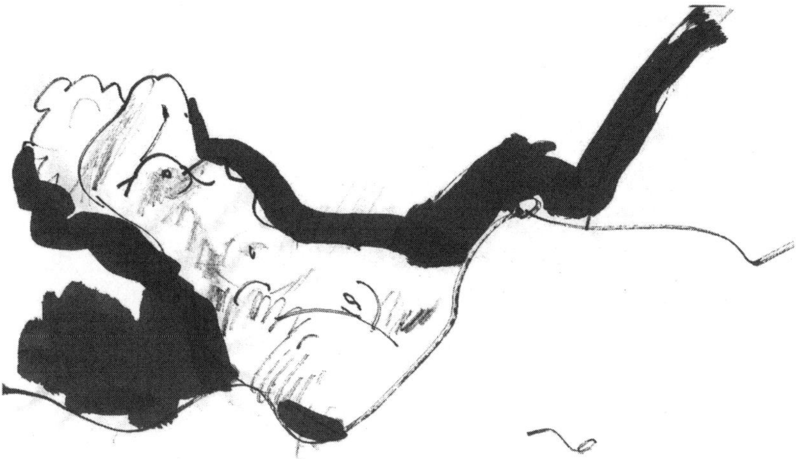

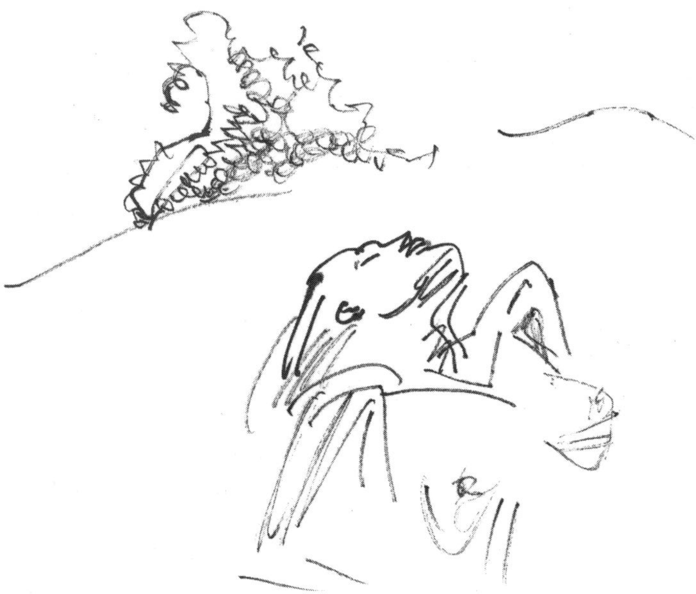

Genre hat einen eigenen Beat, der meiner Meinung nach sehr wohltuend für das Herz ist. Gottlob grenzt man bei diesen Veranstaltungen ältere Menschen nicht aus. Dort sieht man Menschen zwischen siebzehn und siebzig.

Wichtig ist es, eine möglichst sympathische Gruppe zu finden. Das emotionale Gerüst, das Gefühl das Gleiche zu lieben, ist ein wichtiger Bestandteil der Gesundung.
Meist wird vergessen, warum Bewegen, Turnen, Gymnastik und Tanz so wichtig sind. Einmal am Tag, am besten morgens, müssen die Muskeln als Träger unseres Körpers »geweckt« werden.
Selbst fünfzehn Minuten Gymnastik oder Pilates bringen Lebensfluss in die Muskulatur. Es erinnert uns an unseren wertvollsten Besitz: den Körper.
Ich verwende den Begriff *Besitz* im Sinne der Verantwortung, nicht eines unbeweglichen Schatzes, der höchstens mal abgestaubt werden muss.
Tägliches »Wecken« und zweimal die Woche intensive Bewegung hält uns ein Leben lang geschmeidig. Richtige Bewegung macht frisch und schön – jenseits des biologischen Alters.
Mit 47 Jahren habe ich in Wien bei einem Afro-Lehrer namens Michael Angelo das perfekte Maß für mich gefunden. Niemals zuvor und nie mehr danach war ich so gut in Form.
Da ich nur mit diesem einen Lehrer so glücklich war,

musste ich lernen, mich anderweitig umzusehen. Ich habe jetzt eine Physiotherapeutin.

Die Seele der Muskeln

Physiotherapeuten sind oft weise und wissen *alles*, weil sie sich mit der Körpersprache beschäftigen, die im Gegensatz zu der, die aus dem Mund kommt, nicht lügt. *Nie* lügt.

In unserem Körper steckt die Wahrheit und daher möchte ich auf jene Gliedmaßen hinweisen, die uns Signale senden. Es lohnt sich, diese Hieroglyphen zu entschlüsseln.

Fälschlicherweise wird nur das Dick- oder Dünnsein als Maßstab verwendet. Viel wesentlicher und ausschlaggebender sind Haltung und die innere, unsichtbare Muskulatur.

Vom Nacken bis zur Sohle

Die Wichtigkeit des Nackens zeigt sich in allen Lebenssituationen, vom Imponieren bis hin zur erotischen Anziehung. Der Nacken, unterschätzt in seiner Verteileraufgabe, ist im modernen Leben stündlich bedroht und überfordert.

Die Haltung beim Schreiben, Zuhören, Fernsehen oder Koffertragen fördert unweigerlich das, was uns alt aussehen lässt – viel älter als Falten. Ein faltiger Mensch mit schöner Haltung wirkt jünger als ein glatter mit gebückter Haltung.

Zur Wiedergewinnung einer guten Haltung speziell

in der Nackenregion bedarf es zweier Maßnahmen. Ein Besuch und die Beratung beim Osteopathen oder Physiotherapeuten und tägliche Bewegung im Schulter-Nackenbereich.

Hier eine wirkungsvolle, sehr leichte Übung. Eine einfache Überprüfung Ihrer selbst:

Gehen Sie ins Bad und betrachten Sie sich. Ziehen Sie die Schultern hoch oder strecken Sie den Hals vor. Und, wie sieht das aus? Nicht besonders attraktiv?

Die meisten Menschen verlieren im Alter die schöne, offene Haltung der Jugend, die höchstens vom Jungsein gequält wird und die mit Steuernachzahlungen oder ähnlichen Problemen noch nichts zu tun hat.

Aus besagten Gründen kriegt man diese schöne Haltung später nicht mehr ganz so hin, aber man kann sie auf jeden Fall verbessern.

Es reicht oft schon, die zur Erstarrung führenden Aktivitäten (zum Beispiel die *frozen shoulder*) einfach zu unterbrechen und die Schultern einige Male hochzuziehen. Am besten mit Genuss – langsam, nicht hudeln. Die Schultern in kreisenden Bewegungen nach hinten und dann nach vorne bewegen. Sollte es knirschen, sollten Sie dringend in Behandlung gehen.

Wer wie ich viel am Computer sitzt, sollte ab und zu aufstehen und ganz entspannt den Hampelmann machen. Zudem ist es sehr wichtig, sich den Nacken massieren zu lassen. Das geht an sich selbst nicht.

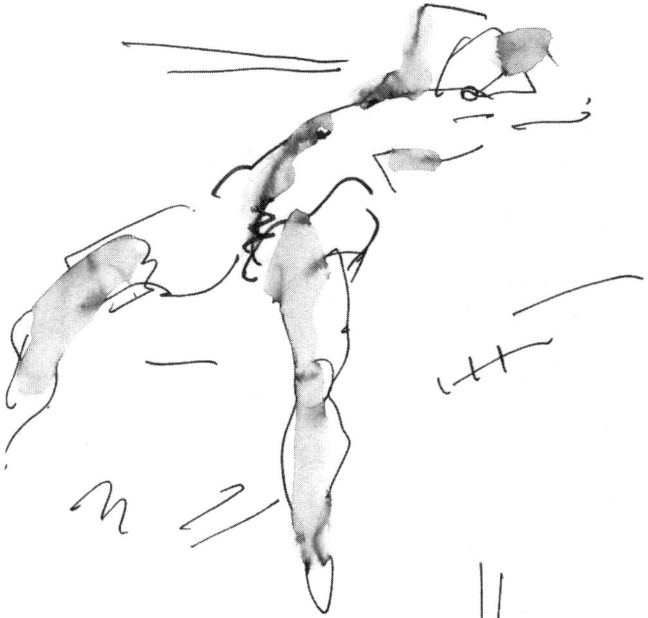

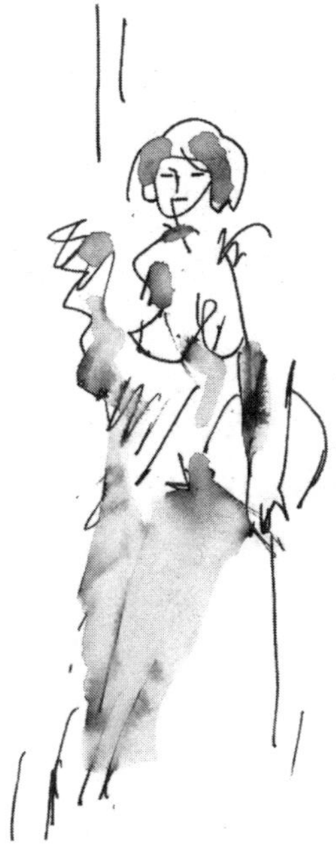

Man sollte es mit einem Partner üben und gemeinsam lernen.
Lassen Sie sich mehrmals massieren – wenn möglich täglich. Ein paar Griffe genügen oft, damit sich alles entstaut und zu fließen beginnt.

Die Wirbelsäule

Je beweglicher die Wirbelsäule ist, desto besser funktioniert die Regeneration. Die Wirbelsäule ist eine Bahn, in der viele Energieflüsse Leben durch den Körper pumpen.
Diese »Säule« ist in Muskeln eingebettet, daher ist Gymnastik für sie lebenswichtig.
Einer der schönsten Männer auf diesem Planeten ist ein chinesischer Tai Chi Meister. Er ist gerade, aber nicht steif, geschmeidig und fest zugleich. Von männlicher Anmut und 65 Jahre alt. Neben ihm sehen die jungen Schüler irgendwie belanglos aus. Er ist ein Beispiel dafür, dass Tai Chi sicher zu den besten Bewegungskonzepten gehört.
Wie bei Nacken und Schultern gilt es, sich bei einem Experten beraten zu lassen. Es spart à la longue Geld, denn Vorbeugen ist besser als Heilen.
Alle beim Nacken erwähnten Bewegungen sind auch gut für die Wirbelsäule. Mit den Armen kreisen, Hampelmann und vor allem zweimal wöchentlich mit der richtigen Gymnastik schwitzen.

Arme und Hände

Oberarme sind ein kritischer Ort, denn Schlabberarme können uns jederzeit ereilen. Also ist auch hier Gymnastik sehr wichtig, denn auch die Kraft der Arme schenkt Sicherheit im Alltag. Das Gleiche gilt für die Hände: Viel Bewegung hält sie weich und stark. Also lassen Sie sich die Kompottgläser nicht aus der Hand nehmen – man kann sie in jedem Alter öffnen! Denken Sie auch immer daran, dass die Arme die Wirbelsäule ebenfalls beeinflussen.

Gerade bei Gelenksschmerzen ist es wichtig, sich vor Übersäuerung zu schützen. Es gibt Mittel (Basica) zum Einnehmen oder man ernährt sich mit Obst und Gemüse durchwegs basisch.

Das Säure-Basen-Gleichgewicht ist, gerade was Schmerzen in den Händen angeht, ein großes Thema. Wer gerne regelmäßig Alkohol trinkt und gerne Fleisch isst, wird das ohne Entsäuerung auch bald spüren (Vergleiche Kapitel 5).

Po, Schenkel, Becken

Das Trauerspiel in dieser Region, die unweigerlichen Veränderungen (flacher Po und dicker Bauch) ist im Alter eine Folge von zu wenig Sex. Das erzählt uns keiner, darum mach ich es!

Nun ist die Aussicht für ältere Frauen, sich dank eines »lüsterne-Greisin-Verhaltens« zu einem runden Po und flachen Bauch zu verhelfen, keine rosige. Selbst für Frauen mit intaktem Sexleben ist die Verformung, die nur teilweise mit dem Altern zu tun hat, an der Tagesordnung.

Es ist eine muskuläre Kettenreaktion, die mit zu viel Essen zum einen und mit dem Mangel an Bewegung, falschem Sitzen und Kippen des Beckens zum anderen zu tun hat. Dies sind die Wegbereiter, die für die trostlose Po-Landschaft verantwortlich sind.

Vor allem das Kippen des Beckens verursacht eine Reihe von körperlichen Folgen. Das Wort »Beckenbodentraining« ist ein sportliches Wort für eine Entsinnlichung dieser Region, dennoch sollte man auf diese Übungen nicht verzichten.

Wenig Bewegung und schwindende Muskeln verringern auch die Lust auf Sex. Was also tun?

Ob diese Region noch »Leben in sich« hat und wie man dies anregt, ist ganz einfach zu entdecken.

Auch hier ist es vor allem ein innerlicher Vorgang, der im klassischen Ballett zu den Basisübungen gehört. Man kann diese Übung ganz einfach in den Alltag integrieren – in der Küche, beim Zähneputzen oder beim Spazierengehen.

Zwei Maßnahmen, die Sie sogar beim Lesen machen können: Beine nebeneinander, also beide Pobacken auf einer Ebene und den Bauchnabel nach *hinten* in Richtung Wirbelsäule ziehen.

Fünfzehn Minuten lang ein- und ausatmen, dabei immer auf den Nabel fokussieren und ich garantiere Ihnen einen Muskelkater.

Diese Übung ist gut, denn wir vergessen vor lauter

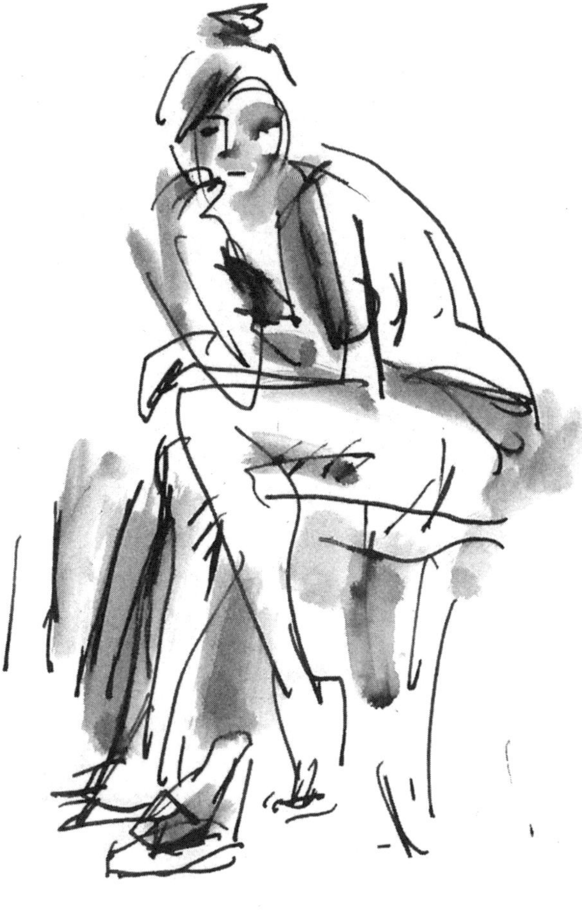

»Gschaftlhuberei« die Mitte des Körpers. Unseren Entstehungsort, wo sich das meiste abspielt.
Das ist sehr einfach, aber noch nicht alles: Stellen Sie sich barfuß auf die Zehenspitzen. Einfach erst mal hinstellen. Wacklig? Aber nur in den ersten Wochen! Wer fest auf Zehenspitzen steht, wenn auch nur fünf Minuten lang, regt viel im Inneren an.
Durchblutung, Festigung. Wir arrangieren die Muskeln neu!
Ganz deutlich fühlt man die Muskelreihe von den Zehen bis zum Nabel, den Po und regt damit das Beleben dieser Region an. Wie gesagt, der Po ist nicht nur zum Sitzen da. Er braucht eine Muskelstimulation, sonst flacht er ab und andere Muskeln werden überfordert.
Sämtliche Übungen, selbst Fahrrad fahren, erhalten eine andere Intensität, wenn man nur an das kleine Geheimnis denkt, nämlich den Bauchnabel in Richtung Rücken zu ziehen. Eine Stimulation über Gedanken, die in der Folge auch den Rücken positiv beeinflussen.

Knie und Füsse

Kein Mensch sieht gut aus, wenn ihn seine Füße schmerzen. Die Knie sind sowohl vom Becken als auch vom Fuß beeinflusst. Sie sind ein Bindeglied von Becken und Füßen, daher ist das schöne Bein mit verlässlicher Muskulatur sehr von beidem beeinflusst.

Ein kleines Gerät aus Asien und Amerika, von dem ich meine, dass es so wichtig werden könnte wie Zahnpflege, ist der Toe Stretcher oder Yogatoes.
Es hilft, die Muskeln zwischen den Zehen zu spreizen. Damit kann man gewisse Verformungen verhindern und bestehende lindern.
Die Füße werden mit den Schuhen misshandelt, wodurch, was nur wenige wissen, auch die Qualität der sexuellen Begegnung beeinflusst wird.
Frauen erleben bei einer intensiven Befriedigung, dass sich die Füße strecken oder dass bei Magnesium- und Kalziummangel sogar ein Krampf im Fuß entstehen kann.
Der Fuß liebt mit oder er verhindert Vergnügen!
Ein berühmter Schriftsteller sagte – ich hab's persönlich gehört: »Die Turnerei! Man muss doch nur einmal die Woche Sex haben!«
Damit hat er natürlich Recht, bei Sex gibt es natürlich Qualitätsunterschiede. Sicher ist es leichter, sich zu vergnügen, wenn einem nichts weh tut.
Der englische Satz »Opportunity favors the prepared mind« (Gelegenheit begünstigt den Vorbereiteten) stimmt sicher, was dieses delikate Thema betrifft.
Der Fuß entscheidet aber nicht nur über sexuelle Lust. Die ganze Lebenslust hängt vom gesunden Fuß ab. Entscheidend ist es, sich auch an folgende Regel zu halten: die richtigen Schuhe zur richtigen Zeit!
Tragen Sie hohe Schuhe nur dann, wenn Sie einen

Diva-Auftritt haben – nicht bei Zugreisen oder längeren Besorgungen. Es ist so einfach wie wahr und macht den ganzen Unterschied.

Das Chi – unser A und O

Der chinesische Begriff Chi (oder Qi) gewinnt an Bedeutung. Wir verwenden dafür die Bezeichnung Lebensfluss.

In der europäischen Welt gibt es keinen so hübschen, kurzen Namen, dennoch haben wir eine Vielfalt an Behandlungen, die traditionell genau damit heilen.

Zum Beispiel die Methoden von Pfarrer Kneipp: Meiner Meinung und Erfahrung nach ist der Wasserguss (ähnlich wie Akupunktur) dazu da, Stauungen im Lebensfluss in den Energiebahnen aufzulösen. Diese Stauungen lassen uns alt und hässlich aussehen. Nicht alt und attraktiv.

Die Stauungen sind in unserem Kulturkreis einzig und allein dem Überfluss zu verdanken. Einem Zuviel von allem: zu viel Scheininformation, zu viel Nahrung, zu viele Menschen, zu viele Scheinbeziehungen. Bei dieser Überfütterung hilft nur eins: abschalten.

Das viel zitierte Burnout-Syndrom, mit dem ich auch persönlich heftige Erfahrungen habe, ereilt alle Bevölkerungsschichten. Der weniger bekannte Neurostress ist die unsichtbare Pest. Das Überfüttern aller Art kommt im Tutu daher, sodass wir es gar nicht merken. Ob man überfordert ist oder nicht, erkennt

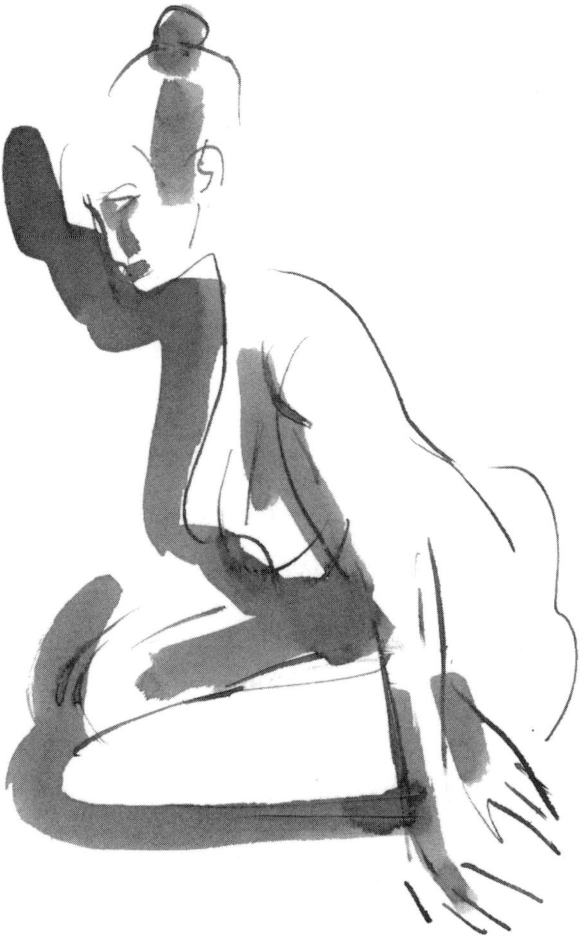

man erst spät, weil die Überforderung häufig als Entspannung getarnt erscheint.
Nicht umsonst gibt es in den USA den absurden Begriff »recreational drugs« (oder auch »dance drugs«), die bei uns mittlerweile »Freizeitdrogen« genannt werden. Man nimmt sie ein, um sich während der Auszeit zur »Vergnügungsleistung« hochzuputschen.
Recreational heißt: Re Creation – wieder kreieren.

Heißt das, man braucht Drogen, um sich zu vergnügen? Sich zu entspannen? Selbst Menschen in meinem Alter koksen und betrinken sich! Man fühlt sich jung, weil man ja immer noch die Irrtümer der Jugend begeht. Leider sieht man ganz und gar nicht mehr so aus! In letzter Zeit sind einige junge Stars aus »Versehen« an Drogen wie diesen gestorben: Vergnügungsopfer.
Wenn nun ältere Menschen keine Alternative für Entspannung und Vergnügen ohne Drogen kennen, braucht man sich über diese jungen Verluste nicht zu wundern.
Ohne hier als Moralapostel aufzutreten, will ich nur darauf hinweisen, dass Drogen aller Art, auch die legalen, mörderisch auf unser Chi wirken.
Die Energie, das Empfinden des Seins, die erotische Wahrnehmung ist bei älteren Menschen auch deshalb niedrig, weil viele irgendwann von einem Arzt Beruhigungstabletten bekommen haben.

Auch hier spreche ich aus eigener Erfahrung. Ich hatte große, reale Probleme und konnte nicht mehr schlafen. Eine halbe Tablette half. Nachdem ein Teil der Probleme beseitigt war, setzte ich die Medikamente ab. Die Folgen der Schlaflosigkeit waren horrend. Nur mit einer Kombination aus Magnesium und Kalzium und langen Fahrradtouren schaffte ich es, nach etwa drei Wochen wieder eine Normalisierung zu erreichen. Bei Recherchen zum Thema *Diazepam* erfuhr ich, dass es eine Art Epidemie ist und es Entzugserscheinungen über Jahre geben kann. Viele Menschen jeden Alters sind betroffen.

Auch hier ist Bewegung ein wirksames Mittel, denn durch die »Beruhigung« bewegt man sich weniger, der Serotoninspiegel sinkt. Depression setzt ein und man hat gar keine Lust mehr auf Bewegung.

So ist Bewegung nicht nur für die gute Form verantwortlich, sondern auch für den Inhalt.

Alles, was die Lust an Bewegung mindert, macht unschön alt.

Zusammenfassend komme ich auf einen gemeinsamen Nenner: Jede Form der Bewegung, bewusst und mit Genuss gemacht, dient vor allem einer wichtigen Basis. Wir erinnern die Muskeln an ihren Zweck: wofür Gott, das Universum oder wer immer sie geplant hat.

Gerade zu gehen, sich bücken zu können, keinen Hängebauch zu haben, Kompottgläser zu öffnen – ja, das ist mir ein persönliches Anliegen – und Kinder in

den Arm nehmen zu können, alle Dinge, die für uns genießerisches Dasein bedeuten, sind auch muskelabhängig.
Es geht dabei nicht um riesige Muskelpakete, sondern ganz einfach um jene Partien, die jeder braucht, um sich seines Körpers zu bedienen. Ich werde belächelt, wenn ich sage, man soll sich beim Zähneputzen auf die Zehenspitzen stellen. Es ist so einfach und ideal zur Überprüfung, wie verlässlich unsere Muskeln sind.
Kaum macht man ein paar Übungen täglich, schon werden sie kräftiger. Dehnt man sich, zum Beispiel mit Yoga, verändert sich der Körper und wird geschmeidig. Es muss nicht super Fitness oder Bodybuilding sein, im Gegenteil. Welche Sportart man für sich aussucht, ist eine individuelle Entscheidung. Kein Buch kann die spezielle Übung für den Einzelnen empfehlen. Das ist eine Frage, die man sich über Emotion und sinnliche Klugheit stellen muss: Was ist für meine Ansprüche das Richtige.
Da die Auswahl sehr groß ist, empfehle ich, Beratungsgespräche zu führen und Probetrainings zu absolvieren.
Vielleicht aber ist es die größte Hürde, sich nichts aufschwatzen zu lassen und sich der eigenen Wahl anzuvertrauen. Es geht!

Körperbewegung und Sinnes - wahrnehmung bilden die Bausteine für ein gesundes Leben. Man muss seinen Körper kennenlernen, um seine Leistungsmöglichkeiten einschätzen zu können und sich mit ihm zu identifizieren. Oft bestehen zwischen Fremd- und Selbstbild des Körpers große Unterschiede. Um seinen Körper zu erfahren, empfehle ich daher eine für einen selbst geeignete Sport- bzw. Bewegungsart zu finden. Ob dies nun Yoga, Pilates oder einfaches Spazierengehen ist, spielt dabei eine nebensächliche Rolle.

4

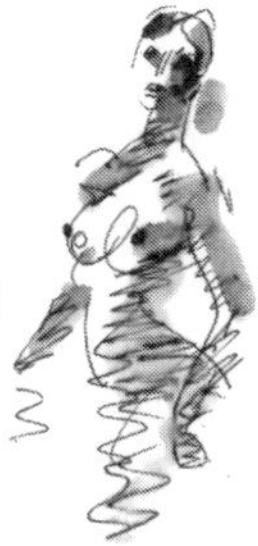

BERÜHRUNG

Das Gesetz der Heilung

Es ist ganz einfach: Wo man nicht berührt wird, entsteht Krankheit!
Viele Kulturen, die Berührung als wesentliches Element der Kommunikation pflegen, sind in der Regel weniger Stress und Krankheit ausgeliefert.
In Spanien, wo die Kinder ja ständig geherzt werden, wird das Selbstbewusstsein stark geprägt und das Gefühl für die eigene Schönheit intensiviert. Es ist der Mangel an Berührung, der ein positives Körpergefühl verhindert. Berührung ist immer Teil des Wissens über die Befindlichkeit des anderen.
Natürlich gilt dies auch für die geistige Berührung. Doch nichts, überhaupt nichts ist für Lebewesen so elementar und gleichzeitig unterschätzt wie der Kontakt über die Haut.
Aber auch hier spielt das moderne Leben eine teuflische Rolle. Wer ehrlich zu sich ist, weiß, dass der Lust auf Berührung eine uneingestandene, heftige Sehnsucht zugrunde liegt. Wie Hunde warten wir darauf, ausgiebig gestreichelt zu werden.

Mein bester Freund und ich haben schon oft mit viel Humor und Präzision über Sex geredet, uns ausgetauscht. Er ist homosexuell, aber (ich zitiere:) keine Tunte.
Das letzte Gespräch brachte ein Fazit: Im Älterwerden vermindert sich zwar die Lust auf Sex, aber man verliebt sich trotzdem. Man sehnt sich vor allem nach Berührungen und Zärtlichkeit.
Welche Ehefrau wird von ihrem Mann immer so berührt, dass sie sich wohlfühlt, und welcher Ehemann weiß, wie das geht, und bekommt *seine* Berührung auch.
Das große Feld der Berührungen ist ein Stiefkind unseres Kommunikations-Systems. Vor allem ältere Menschen, die auch keine Enkel haben, vermissen diese natürliche, traditionelle Kommunikation mit dem Leben.
Ein schlafendes Kind behutsam zu tragen ist gesund, macht uns stark und ausgeglichen. Trotz eventueller Knieschmerzen ist es, als würde man die ganze Welt behüten und ich freue mich immer sehr darauf. Sieht man Menschen, die ein schlafendes Kind in den Armen wiegen, so hat das eine heilige Aura.
Manchmal sehe ich alte Paare Hand in Hand spazieren und empfinde großes Glück dabei! Sie sehen immer zufrieden aus.
Hunde sind offensichtlich auch eine Manifestation der Berührungslust und man kann sich fast darauf verlassen, von ihnen nicht abgelehnt zu werden.

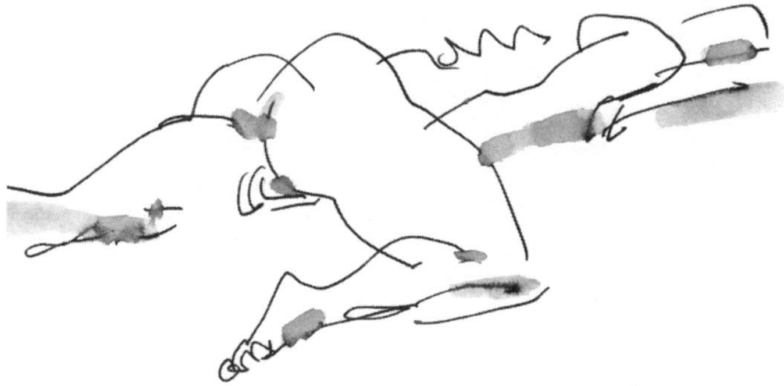

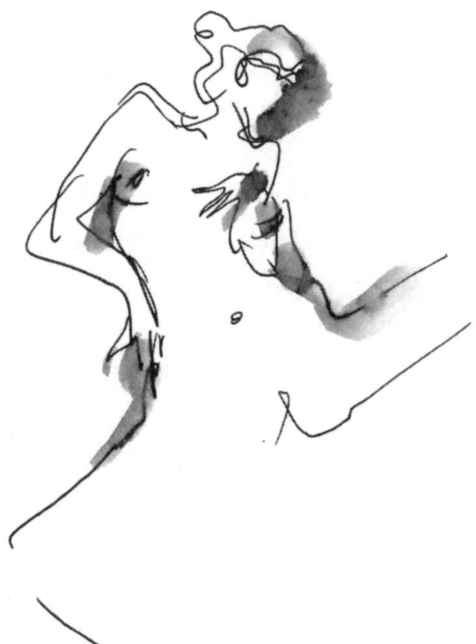

Allerdings ist die Einseitigkeit ein Problem, auch die Gespräche mit ihnen sind nur wenig inspirierend, obwohl … Sie sind definitiv besser als nichts!
Besser als nichts? Will man sich damit zufriedengeben und gibt es keine Auswege?
Doch, man muss sich selber aber wachrütteln und sich aus der immer stärker werdenden Erstarrung lösen. Wie aber kommt es überhaupt zu dieser Versteinerung?
Bis 1930 war die Todesrate von Findelkindern in US-Krankenhäusern beinahe hundert Prozent. Sie starben an einer als Marasmus bezeichneten Krankheit, die auf Mangelernährung zurückzuführen ist. Man machte sich Gedanken über die Ursache, fand sie aber nicht. Ein Arzt namens Fritz Talbot besuchte eine Kinderklinik in Deutschland, als ihm eine dicke, ältere Frau im Gang begegnete, die viele Babys herumtrug. Auf seine Fragen hin wurde ihm berichtet, dass die von ihr gehaltenen Babys gesundeten, nachdem alle medizinischen Maßnahmen erfolglos blieben.
Talbot brachte dieses Wissen nach Amerika, wo man – oh Wunder – feststellte, dass Berührungen und Streicheln die Kindersterblichkeit drastisch reduzierten.
Was Kinder betrifft, ist man sich nun der Wichtigkeit von Zärtlichkeit und Berührung bewusst. Wie aber steht es um die Erwachsenen?
Auch hierzu ein paar Fakten: Berühren und Heilen

sind Teil der menschlichen Kultur und auch in der Tierwelt spielen beide Komponenten, die eigentlich nicht voneinander zu trennen sind, eine lebenswichtige Rolle. Schimpansen klauen sich gegenseitig Kinder, halten sie im Arm und schmusen mit ihnen.
Wobei das Berühren Kommunikation auf Zellebene ist. Da werden »gedankenlose Informationen« ausgetauscht, ohne die unser Körpersystem zusammenbrechen würde. Berühren, das ist unsere Einheit Mensch, die sich über die Sinne lebendig hält.
Aber man wird nicht nur über die Haut berührt, sondern auch die Berührung durch Sinneseindrücke, Klänge und Düfte. All das bestimmt über unsere Wahrnehmung. Es sind die Einzelteile der persönlichen Wirklichkeit.
Selbst Händeschütteln vermittelt Wahrheit. Souverän aussehende Menschen mit nasskalten Händen geben unfreiwillig Information über sich preis. Die Hand vermittelt eine Nachricht. Sie verrät, wie es wirklich um einen bestellt ist.
In meiner Kindheit trugen Frauen noch Handschuhe – wohl eine der größten Waffen. Nicht nur hielten sie die Hände glatt und jung, man verriet auch nichts über seinen Zustand.
Nunmehr kann man getrost die nackte Hand reichen, denn es fehlt uns an Wissen über die Bedeutung der Zeichen.
Durch die intensive Schulung, die ich als Amateur zum Thema Haut betreibe, sagt mir sowohl Anblick

als auch das Tasten der Haut viel mehr als das Auftreten der Person. Ich habe manchmal Angst, dass ich dabei ertappt werde, wenn ich die Hand des Gegenübers wie ein Röntgenbild betrachte. Oft schäme ich mich fremd, wenn ich fühle, wie weit der Händedruck sich vom gestylten Geschöpf unterscheidet, das vor einem steht und Selbstsicherheit vortäuscht.
Im Gegensatz dazu sind manche Hände stark, gesund und trocken. Sie vermitteln Kraft und Lebensfähigkeit, auch wenn die Person bescheiden wirkt. Nicht umsonst ist der Begriff »handfest« so positiv belegt.
Das Fehlen der Berührung in unserer Welt ist die Ursache vieler Erkrankungen. Der »Skin hunger« ist meiner Meinung nach die Basis der grassierenden Entsinnlichung. Ein Phänomen, das sich mir auch im Thema Duft erschließt.
Parfüm statt echtem Duft und Pornovideos statt Erkundung der Sexualität über Geruchs- und Tastsinn bedeutet vor allem einen Mangel an Kommunikation. Alles Leben auf unserem Planeten basiert auf verbindender Schwingung, ohne die es nichts gäbe.
Vor allem für unsere Körper spielt die Bewegung bei der Regeneration klarerweise eine wichtige Rolle.
Man schätzt, dass etwa neunzig Prozent aller Krankheiten stressbedingt sind.
Der griechische Arzt Galenos beschrieb im zweiten Jahrhundert vor Christus Massage als ein Mittel

gegen Asthma, Sterilität, Melancholie und Verdauungsprobleme.
Und auch in China wurden etwa 2700 vor Christus schon konkrete Anweisungen verfasst: morgendliche Massagen ein Mittel gegen Erkrankungen aller Art.
An dieser Stelle sei vermerkt, dass die Menschen in China viel älter wurden als die Europäer zur gleichen Zeit – etwa zehn bis fünfzehn Jahre.
Auch Indien hat auf diesem Gebiet eine lange Tradition, deren Wiederentdeckung in Europa zu einer explosionsartigen Verbreitung von Massageinstituten geführt hat.
Trotz aller Massageangebote fehlt uns jedoch das Bewusstsein über ihre Wirkung. Auch hier hat das Wort Massage immer den sexuellen Beigeschmack, und zwar des unpersönlichen Befriedigtwerdens.
Wie Massage und Berührung in unser Leben integriert werden könnten, ist eine wirklich wichtige Frage.

Mit einer französischen Mutter, einem langen Aufenthalt in Marokko und dem Glück vieler Enkel, habe ich viele Arten der Berührung kennengelernt.
Dabei sind die Berührungen nicht nur von Land zu Land, sondern auch von Region zu Region anders in das Alltagsleben integriert. Man würde meinen, dass dieses Thema vor allem im Süden ausgeprägtere Wurzeln hat als in den nördlicheren Ländern, aber das stimmt nicht.

Die meisten und wunderbarsten Berührungen erlebte ich in der ehemaligen Sowjetunion.
Nie wieder habe ich so viel natürliches Berühren erlebt. Das Geküsse ist nur ein Teil – man erinnere sich nur an die Küsse auf den Mund von russischen Politikern!
Die berühmte russische Seele zeigt sich in besonders vielen schönen Stimmen, es gibt eine Zärtlichkeit in der Sprache und dazu eine Selbstverständlichkeit einander die Hände zu halten und sich zu umarmen. Es wird auch gern geweint. Es ist ein sehr starker Fluss an Kommunikation, in dem die Worte nicht entscheidend sind.
Nach meinen dortigen Dreharbeiten flog ich nach Los Angeles und bekam solche Traueranfälle, dass ich meine Möbel packte und nach Wien zog.
Im prüden und pornografischen Amerika war jedes Anfassen »sexuell« gemeint. Als ich einen Mann am Arm berührte, wurde ich beschimpft, weil ich durch diese Berührung falsche Signale setzte.
Das ist nun schon fast zwanzig Jahre her. In Amerika hat man in der Zwischenzeit das *Give me a hug* geprobt. Es ist rührend und auch beeindruckend, dass sich eine Kultur, in der man sich früher nicht einmal die Hand gab, so ändern kann. Das Umarmen wird als eine Art Disziplin eingeführt: Ich habe es in einer berühmten Naturkosmetik-Firma erlebt. Wenn etwas gut gelaufen ist, man ein Konzept gut vorgetragen hat, hieß es: »Give me a hug!« Zwar wirken

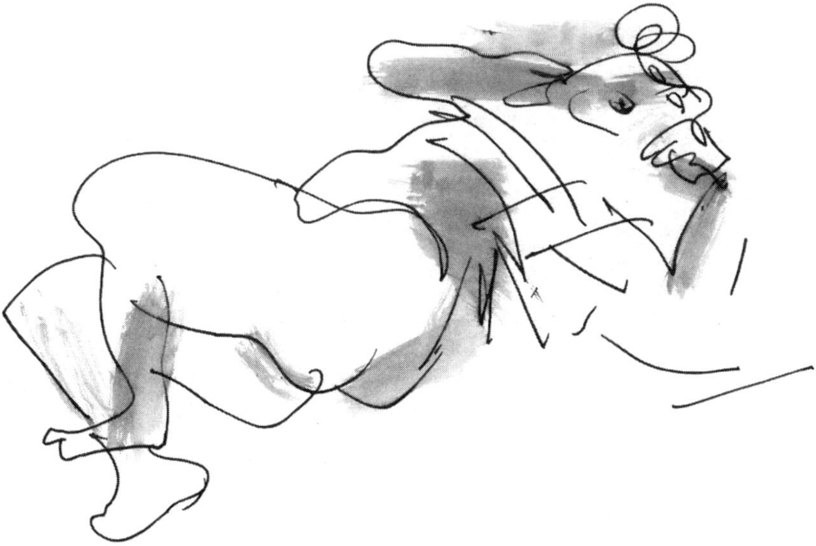

die Umarmungen in den Büros oft etwas unbeholfen, aber es hilft.
In ganz Afrika ist es normal für Männer, Hand in Hand zu gehen.
In Marokko, wo ich einige Jahre verbrachte, geht man traditionell einmal die Woche ins Hammam. Dort redet man, wäscht sich und wird massiert. Nie war ich so entspannt und glücklich wie in dieser Zeit – nicht nur wegen des Hammams, aber auch.
Meine Töchter sind wie ich mit viel Zärtlichkeit, Umarmungen und Küssen aufgewachsen. Im Kino haben wir Händchen gehalten und heute erfahren meine Enkel diese Liebkosungen auch.
Im Erwachsenwerden und -sein spielt neben der Sexualität auch das Berühren und Berührtwerden eine große Rolle.
Viele, viele Frauen erfahren in der Zeit danach den Mangel an Berührung als großen Verlust, der meiner Meinung nach für das »schlechte« Altern mitverantwortlich ist.
Wie fast alle Menschen habe ich um die fünfzig eine Krise erlebt. Sie hatte nichts mit der Zahl Fünfzig zu tun, sondern mit dem, was man in dieser Zeit verkraften muss: den Verlust der Eltern, den Wandel der Familie und die Kinder gehen aus dem Haus – das war bei mir schon früher passiert. Die Hormone ändern sich, man wird zu einer anderen Art Frau, die Pflichten vermehren sich. Weil Enkel auch immer eine Anforderung bedeuten, hat man nicht weniger

Arbeit als zuvor. Bei mir kam noch ein unangenehmer Rechtsstreit hinzu und plötzlich stellte man aus allen Ecken Forderungen an mich. Meine Lust auf Sex minderte sich, was sich natürlich negativ auf das Berührtwerden auswirkte.
Als mein Enkel zur Welt kam, änderte sich dieser Zustand. Jede Menge Küsse, Zärtlichkeiten und sportliche Leistungen kamen hinzu. Ein Kind ist für eine Oma auch ein richtiges Fitnessprogramm. Als das Kind größer wurde, merkte ich, dass sich die Struktur meines Lebens verändert hatte und dass sich daraus – wie bei vielen anderen in ähnlichen Situationen – ein Problem entwickelt hatte.
Pflichterfüllung in Ehren, doch wo bleibt das Vergnügen? Sogar mein regelmäßiges Tanzen war weggefallen. Da hilft nur eines: Es ist an der Zeit zu bilanzieren.

Was gebe ich?
Was kriege ich?
Was fehlt und wie kann ich es bekommen?

Wie stellt man als ältere Frau den Anspruch berührt zu werden und womöglich auch noch zum Tanzen ausgeführt zu werden? Das scheint ein unverschämtes, unerfüllbares Anliegen. Das Bild der lüsternen Greisin, die nachts die Fernsehkanäle durchzieht, schwebt mir sofort vor Augen – alt und geil! Wenn das die einzige Wahl wäre, würde ich mich selbst aushungern.

Dröselt man seine Ansprüche auf, ist es immer eine gute Idee, erst einen kritischen Blick auf sich selbst zu werfen. Denn auch, was man gibt, kann unter Umständen deplatziert sein. Stellen Sie sich die Frage: Wie verwende *ich* meine Sinne, wie berühre *ich*?
Ein Mensch, der auf Appetitlichkeit achtet, wird viel mehr Zuwendung erfahren als jemand, der auf äußerliche Aspekte wenig wert legt. Untersuchen Sie daher beim Thema »Was gebe ich« auch diesen Punkt.
Es ist ganz einfach und wichtig, sich selbst ob der sinnlichen Resonanz und der Fähigkeit erotisches Erleben auszulösen zu hinterfragen. Eine Frau (und natürlich auch ein Mann) muss zuerst bei sich selber auf jene Voraussetzungen achten, die sie (oder er) auch beim Gegenüber verlangt.
Jeder Vorwurf sollte zuerst an sich selbst gerichtet werden: Höre ich zu? Schaue ich ihn an? Bin ich aufmerksam?
Da diese Auseinandersetzung auf einer sehr persönlichen Ebene stattfindet, muss jeder für sich seine Ansprüche klären. Hier meine ganz subjektive Ausführung:

Was gebe ich?

Einen Körper, den ich gut bewegen kann; keine Schwächen, die nicht sein müssen, und die unabänderlichen integriere ich. Durch einen Beinbruch kann ich nicht mehr ganz so gut auftreten wie davor.

Ich umsorge und pflege diesen Fuß, lasse mein Becken gegen die Schiefstellungen behandeln und bewege das lädierte Bein speziell. Ich liebe es mehr.
Es ist mir wichtig, lange Spaziergänge und Fahrradfahrten mit Kindern und Freunden zu unternehmen, weil ich dadurch nicht nur körperlich in Bewegung bleibe, sondern gleichzeitig auch die Basiselemente der Kommunikation erleben kann.
Nehmen Sie die Bewegungs-Angebote aus dem Kapitel 3 ernst. Es ist nie zu spät, das Richtige für sich zu finden.
Neben dem Aspekt der Bewegung steht Bildung – ohne dabei rechthaberisch zu sein – an erster Stelle.
Das Berühren über Worte entsteht nur über den Weg des Zuhörens, was ja zu den aussterbenden Künsten zählt.
Menschen, die zuhören und ein Gespräch empathisch führen können, werden berührt und berühren.
Solche Gespräche sind selten, weil Menschen ununterbrochen Sprüche klopfen. Was meiner Meinung nach höchst unerotisch ist.
Zum Geben gehört natürlich auch der gute Geruch. Der ist nicht in der Parfümerie zu kaufen. Ein Mensch, der angenehm duftet, ist im Einklang mit sich selbst, putzt seine Zähne, reinigt sich und überfüllt sich nicht. Man erinnert sich ein Leben lang an Menschen mit gutem Geruch. Welche Düfte man mag oder welche man ablehnt, darüber entscheidet der Verdauungstrakt.

Kurz gesagt: Das Geben ist nicht nur ein Geschenk. Es gibt etwas wie »la générosité« – die Großzügigkeit, die vor allem mit dem Wohlbefinden zusammenhängt, das man anderen durch seine Anwesenheit beschert.

Was kriege ich?

Da ich bereit bin, viel von mir zu geben und in die zwischenmenschlichen Beziehungen zu investieren, finde ich es nur recht und billig, dies auch vom Gegenüber zu erwarten.
Aufmerksamkeit, Geduld, Liebe, Geschenke, Berührungen – das, und noch vieles mehr, muss unbedingt in eine Beziehung auf Augenhöhe einfließen.
Was aber, wenn diese Erwartungen nicht erfüllt werden können? Stellen Sie sich die Frage, was Sie zu Ihrer Situation beitragen und reflektieren Sie, ob die angebotenen »Gaben« Ihres Partners Ihren Wünschen entsprechen. Damit setzen sich die Kapitel Sex, Vertauen und Freiheit intensiv auseinander.

Beweglichkeit

Ich meine, es ist nur angemessen, vom Partner eine ähnliche Beweglichkeit zu verlangen.
Unter dem Aspekt, dass dieser bewegliche Körper imstande ist, uns zu begleiten. Gemeinsame Zeit ist wichtig – denn bis 15 Uhr schlafende Kinder bereichern den Tagesablauf wenig.

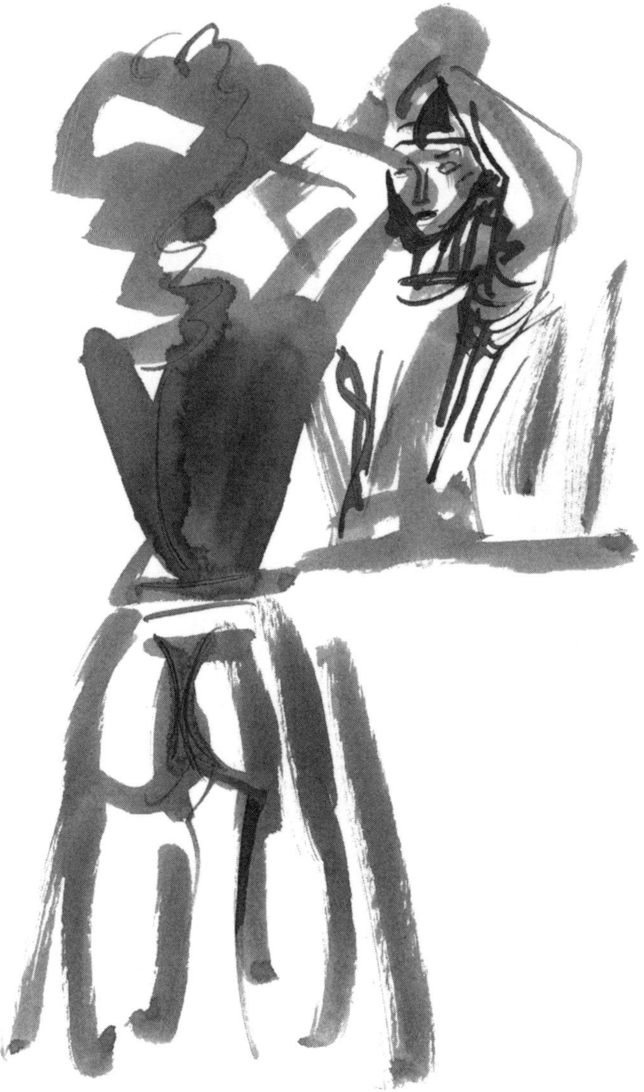

Bildung

Es ist mehr als legitim, sich über Worte und brauchbare Information bereichern zu lassen. Es ist nämlich ziemlich unerheblich, was in den meisten Magazinen steht. Für das eigene Leben sind Frisurunfälle von Promis ganz und gar irrelevant. Klatsch verstopft die Wahrnehmungskanäle. Er mindert die Möglichkeiten des Berührtwerdens und damit die erotische Wahrnehmung.

Geruch

Das duftende Gegenüber kann Wohlbefinden, Vertrauen oder Depression auslösen. Ein Ehepartner, der sich nur die Zähne putzt, wenn er aus dem Haus geht, oder eine Frau, die sich nur parfümiert, wenn sie einen Termin hat, lösen kein Vertrauen aus.

Berührung ist für den Menschen lebensnotwendig. In vielen Studien wurde bewiesen, dass Frühgeborene sich besser und schneller entwickeln, wenn sie den sogenannten »Skin-to-Skin« Kontakt hatten. Die direkte Berührung der Haut hat aber nicht nur für Babys eine heilende Wirkung. Auch Erwachsene brauchen Berührung. Diese muss und soll nicht primär eine sexuelle Berührung meinen, sondern Geborgenheit und ein Gefühl des Geliebtwerdens vermitteln. Holen Sie sich immer und überall Berührungen. Besonders wenn Sie niedergeschlagen oder traurig sind. Ob Sie diese Berührung von einem Partner bekommen, durch das Halten eines Babys, die Umarmung eines fremden Menschen oder das Streicheln eines Haustieres ist dabei nicht von Bedeutung. Es ist alles erlaubt, was Ihnen gut tut.

5 NAHRUNG

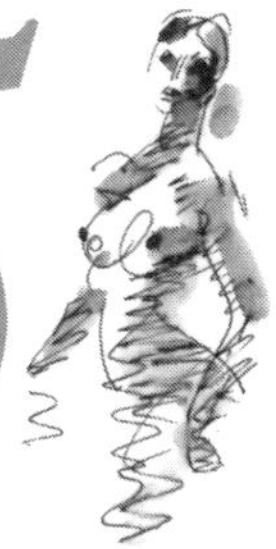

für Körper und Geist

Keine Sorge, hier wird keine neue Diät angepriesen, nur ein paar Fakten zur Orientierung.
Nahrung, das sind erst mal Lebensmittel. Daher sind zunächst folgende Fragen zu stellen:
Was für ein Leben lebe ich und was sind die Mittel dafür?
Die Metabolic-Welle hat alle erreicht. Das System hat viele dazu gebracht, sich mit dem Thema Ernährung auseinanderzusetzen. Den glykämischen Index in den Mittelpunkt zu stellen, anstatt Kalorien zu zählen, ist durchaus ein spannender Ansatzpunkt.
Ich habe aber leider nur selten Menschen getroffen, die nach dieser Diät nicht wieder mit den gleichen Problemen zu kämpfen hatten: nämlich das Gewicht zu halten, ohne darüber nachdenken zu müssen. Dagegen habe ich viele Menschen beobachtet, die durch eine Änderung der Umstände wieder schlank geworden sind und das dauerhaft. Das Sein formt also das Bewusstsein? Oder: Das Bewusstsein formt!

Wer je seine Nahrungs-Antennen geschärft hat, erkennt das Gefühl der »Bekömmlichkeit« – ob etwas stimmig ist oder nicht –, schon bevor er etwas in den Mund steckt.
Das Beispiel des berühmten Fehlkaufs ist ohne Weiteres auch auf andere Bereiche anzuwenden. Fehlentscheidungen können unser ganzes Leben umkrempeln. Das Lernen aus Fehlern ist ein wichtiger Schritt, um sich aus einer Patt-Situation zu lösen.
Situationen, die negativen Stress auslösen, sind auch für Übergewicht verantwortlich.
Dazu gesellt sich eine Gewohnheit, die von der Gesellschaft heute völlig akzeptiert wird: Essen im Gehen. Für mich ist es eine Art Weltuntergang, wenn ich sehe, dass sich die Leute den Fraß beim Gehen in den Mund stopfen. Scheinbar hat aber niemand sonst Angst vor diesem Fundament für zukünftige Erkrankungen.

Ein Hauptgrund für ein störendes Gewicht sind Stressfaktoren aller Art. Ein ausgeglichener Mensch wird die Mittel und Methoden für sich finden, mit denen er leben kann und die ihm sein Wohlfühlgewicht ermöglichen.
Ich weiß, dass ich mich mit dieser Aussage auf gefährliches Terrain begebe, denn dies hieße ja tatsächlich Verantwortung für sich selbst zu übernehmen. Davor scheut fast jeder zurück.
Ich habe es aber selbst erlebt und deshalb erlaube

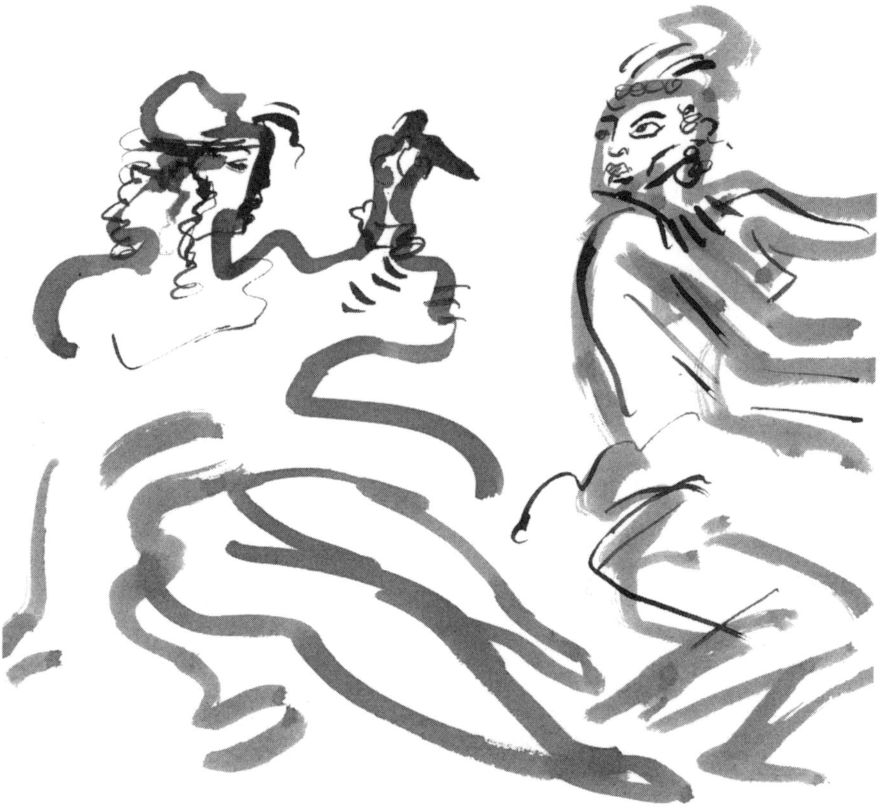

ich mir, meine eigenen Erfahrungen zur Spiegelung anzubieten.

Bis vor etwa zehn Jahren hatte ich nie mit seriösen Gewichtsproblemen zu kämpfen. Mein »Gewichtsproblem« ist zufällig das, womit sich die meisten – nicht ab einem gewissen Alter, sondern unter besonderen Umständen – rumschlagen. Es sind etwa vier Kilo zu viel, eine schwindende Taille, verkürzt aussehender Hals und formlose Arme!
Achtung, hier besteht höchste Vertonnungsgefahr! Das, was uns und auch die Herren etwas matronig macht!
Das Phänomen entsteht dann, wenn man anfängt, ein Leben zu leben, in dem die Nahrungsaufnahme nicht mehr als Lebensmittel fungiert. Nehmen wir zum Beispiel Bevölkerungsgruppen, die besonders lange leben, oder jene, die lange leben und dabei auch gesund bleiben.
Und am wichtigsten sind natürlich die Gruppen, die so lange leben, weil sie gesund sind, und nicht – wie das häufig bei uns der Fall ist – nur deshalb so lange leben, weil sie es dank Medikamenten und anderen Hilfsmaßnahmen können.

Immer mehr verschwinden Familien, bei denen gemeinsam gegessen wird. Die beliebten Kochsendungen sind eine entfremdete Form der Lust am gemeinsamen Kochen und Essen. Dabei müssen diese

Formate ohne den wichtigsten, sinnlichsten Bestandteil des Essens auskommen, nämlich dem Geruch. Das spricht für sich selbst: Essen wird zur gestylten Angelegenheit und zur Marke.

Ein Begriff dieser Maschinerie ist das *Foodstyling*. Es geht nicht mehr um den Geschmack, um den Duft und die Zubereitung, die Speisen werden aufgrund ihres dekorativen Aussehens ausgewählt. Das ist deshalb geradezu unverschämt, weil es für mich – ja, ich weiß, dass ich mich auf gefährliches Terrain begebe – gotteslästerlich ist.

Wer je die Muse hatte, sich beim Kochen Zeit zur Betrachtung zu geben, weiß, dass Gemüse und Obst auch ohne Styling schön genug sind. Eine einfache halbierte Zwiebel ist ein Kunstwerk. Eine Aubergine, durchtrennt und geöffnet, eine Symphonie aus Farbe und Form.

Hier gibt es nichts zu verbessern!

In einer Studie hat man bewiesen, dass Selbstkochen schlank hält, weil bereits die Düfte sättigen. Außerdem werden durch Wohlgerüche die Hormone in Fluss gebracht, was uns zur Bewegung anregt – Bewegung hält fit, verbrennt Fett und außerdem wird der Serotoninspiegel erhöht.

Was tun, wenn man in der Arbeit auf Kantinenessen angewiesen ist. Nun, gerade Kantinen haben mittlerweile auch frisches Essen integriert. Es geht auch darum zu wissen, was für einen persönlich gesund ist, für den einen ist Salat gut, für den anderen nicht.

Das für mich wichtigste Thema in diesem Bereich sind die Nahrungsmittelallergien. Ich habe bereits vor zwanzig Jahren darüber geschrieben und es ist nach wie vor hochaktuell. Es würde einer großen Gesundheitsreform bedürfen, die sich intensiv damit auseinandersetzt, was den Menschen bekommt und was ihnen schadet.
Aber auch das große Überflussproblem, die Fertiggerichte und zahllose Zusätze spielen eine elementare Rolle in unserer Ernährung.

Lassen Sie uns zu den Gruppen zurückkehren, die gemeinsam essen und leben. Wir fragen uns, warum sie diese Gewohnheiten so lange gesund und schlank halten und wie wir das auch im eigenen Leben integrieren und umsetzen könnten.

Es reicht, sich alte Filme anzusehen, um beobachten zu können, wie sich aus schönen, kräftigen Insulanern mit guten Zähnen unförmige Menschen mit Karies entwickeln.
Allerdings muss man dafür nicht mehr ferne Insulaner studieren. Im *Global Village* sind wir natürlich alle von der gleichen Nahrungsmittel-Katastrophe bedroht.
Die einen haben zu viel, die anderen zu wenig, aber alle sind von den künstlichen Mitteln bedroht, die kaum noch etwas mit Lebensmitteln zu tun haben.
Wäre die Situation unausweichlich, so könnte ich

mir das Kapitel sparen. Ich erkenne gewisse Maßnahmen und Fortschritte, die mir zeigen, dass es nicht so ist. Was ich nun schon seit 25 Jahren in Büchern thematisiere, ist bereits Teil unserer Realität geworden. Man versucht wieder erfolgreich die Erde zu kultivieren, anstatt sie nur auszubeuten.

Nur dort, wo sich traditionelle Nahrung hält, bleiben die Menschen vor den sogenannten Zivilisationskrankheiten weitgehend verschont. Ein Beispiel dafür sind die Indianer, die durch die Waffe Alkohol fast völlig ruiniert wurden. Ihre Rückkehr zu Traditionellem ist beachtlich und sie haben bei der Kultivierung ihrer alten Bräuche viel moderne Anerkennung bekommen. Schamanismus bezieht sich auch auf Nahrung.

Die Verformung des Menschen durch Nahrung wird bei indigenen Gruppen deutlich. Als Europäer hat man immer eine klare Vorstellung vom Idealbild des schönen, schlanken Indianers oder der hübschen, wohlgeformten Hawaiianerin.

Das Bild von uns selbst oder den Menschen in unserer näheren Umgebung ist weit weniger mit diesen romantischen Vorstellungen behaftet.

Deutlich ist jedoch, wie sich Nahrung auf den Organismus auswirkt. Vor allem bei Alkohol geht es oft sehr schnell – ein kotzender Mensch ist nicht schön.

Ein Sommer-Spaziergang durch Palma Nova auf Mallorca reicht, um zu sehen, wie sich bei vielen Engländern die Fastfoodkultur auswirkt.

Kein Wunder, dass Jamie Oliver eine Art Heiligenstatus hat. Er zeigt, dass wir durch Nahrung unsere Körper und auch den Geist stündlich neu gestalten. Streng genommen plädiert er für *Essen* statt *Fressen*. Die große Auswahl an Speisen ist außerhalb der Gewohnheiten der eigenen Kultur ein Problem. Die Qual der Wahl ist eine eigene Art Katastrophe.
Isst man für seine Ansprüche das Falsche, wird man unförmig. Isst man das Richtige, bleibt man in Form, schlank und beweglich, hat viel Energie und sieht passabel aus.

Nun ist passabel aussehen auch Geschmackssache. Der ganze Komplex Lebensmittel und Lebensart ist dicht verwoben und Nahrung spiegelt Lebensart. Wie erwähnt, ist es sehr spannend zu beobachten, wie Menschen nicht nur am gleichen Ort Urlaub machen, sondern auch genau gleich aussehen, das Gleiche sagen und die gleichen Geräusche machen.
Als ich 1969 aus Amerika nach Deutschland kam, wurde ich als Vegetarierin geächtet. Zum einen galt man als genussfeindlich, zum anderen waren Vegetarier früher anders und ihre Speisen waren zerkocht und geschmacklos. Sie repräsentierten eine Einstellung zum Leben, die mit meiner *Cuisine California* eigentlich nichts gemeinsam hatte. Mittlerweile gibt es überall vegetarische Gerichte auf Speisekarten. Ich war nur Vorgängerin dieser Lebensart.

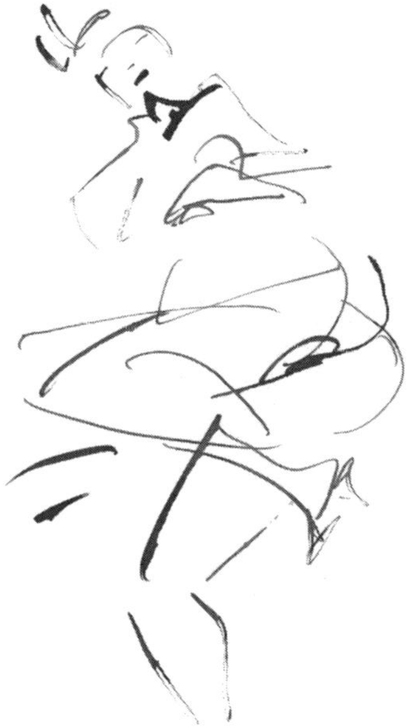

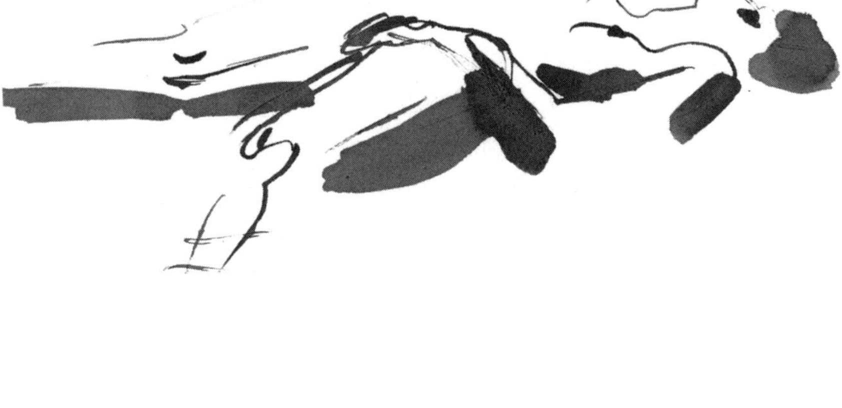

Die Frage der Bekömmlichkeit hat jedoch nur am Rande mit dem Fleischgenuss zu tun. Es ist immer noch so, dass Menschen, die sich traditionell ernähren, lange und gesund leben.
Eine Region, in der viele alte Menschen leben, ist die Dordogne in Frankreich. Ich habe dort ziemlich viel Zeit verbracht und mir Häuser angeschaut. Dabei ist mir aufgefallen, dass die Bauern sehr vital sind, eine schöne Haut und feste Körper bis ins hohe Alter haben. Dieses Gebiet hat die höchste Rate an über 80-Jährigen in Frankreich. Allerdings, das muss ich erwähnen, haben sie keine besonders guten Zähne.
Das liegt aber eher daran, dass sie nicht gerne zum Zahnarzt gehen – sie konsultieren überhaupt nur sehr selten einen Arzt. In Dordogne isst man gut und vor allem gegen alle Diätregeln, man nimmt sehr fette Speisen zu sich und trinkt guten Wein.
Es hätte nun aber wenig Sinn, deshalb eine »Dordognediät« zu probieren. Fakt ist, und das ist das Wichtigste, man arbeitet dort viel an der frischen Luft und isst in der Gemeinschaft.
Was allerdings wirklich verblüfft, ist der Unterschied im Aussehen zu achtzigjährigen Parisern: Mit blasser, schlaffer Haut und gekrümmter Haltung sieht man ihnen die Lebensjahre an. In der Dordogne hingegen haben die Älteren gerade Rücken, straffe, getönte Haut und strahlende Augen. Sie haben zwar wenige Zähne, dennoch lächeln sie häufiger!
Was sie mit den Völkern gemeinsam haben, die an-

derswo lange und gesund leben, und wie man diese Lebensart für sich selbst adaptieren kann, ist der Kern dieses Kapitels.

Woraus besteht ein gesundes Leben?

Die Gruppe der »Langlebigen« variiert im Bewusstsein der Öffentlichkeit. Mal sind es die Hunzas aus einem Tal in Kashmir, mal die Georgier aus den Bergen des ehemaligen südlichen Russlands oder die Bevölkerung aus Okinawa.

Die Öffentlichkeit erfährt jeweils dann etwas über die jeweilige Gruppe, wenn Waren aus ihren Regionen angepriesen werden, die verkauft werden sollen. Joghurt oder Fischöl, was auch immer: Es ist definitiv eine Frage des Modetrends.

Daher meine ich, dass es enorm wichtig ist, sich selbst die Frage zu stellen, wie eine persönliche Nahrungsidentität zu etablieren ist.

Woher komme ich?
Wo lebe ich?
Was sind die Ansprüche meiner Arbeit?
Was darf es kosten?
Esse ich kultiviert oder immer in Eile?
Warum esse ich das Falsche?
Mit wem esse ich?
Wie kann ich etwas an meinen Mustern verändern?

Woher komme ich?

In Amerika ist diese Frage aufgrund der vielen ethnischen Gruppen von jeher ein Thema. Aber warum spielt die Herkunft eine so große Rolle? Warum vertragen Eskimos Fett, ohne die üblichen Erkrankungen zu bekommen? Wie kann es sein, dass Armut häufig Fettleibigkeit mit sich bringt – früher und anderswo auf der Welt waren und sind arme Menschen dünn?

In Europa haben wir immer noch (oder zum Teil wieder) eine sichtbare traditionelle Küche. Die Globalisierung fordert Opfer, in dem sie Menschen verformt. In China gibt es jetzt auch langsam fettleibige Kinder. Das fällt langsam jedem auf, aber was kann man dagegen unternehmen?

Ein wichtiger Ausweg aus dieser Spirale ist die Rückbesinnung auf die eigenen Wurzeln. Wehren Sie sich gegen sinnlose Modernisierung: Nach einer Phase der Globalisierung endet auch die Diktatur der petrochemischen Industrie. Noch gelingt es den Europäern sich gegen Gen-Nahrung zur Wehr zu setzen, etwas, das die Amerikaner kaum noch schaffen.

Zu den Hungerkatastrophen, die zum großen Teil menschengemacht sind, gesellt sich die Überflusskatastrophe. Um sich von diesen Themen nicht erdrücken zu lassen, gilt es, sich der Vereinfachung zu widmen. Das ist tatsächlich einfach, doch bedarf es einiger Vorarbeit. Egal, welche Diät gerade angesagt

ist: Man muss sich von allen Pseudoinformationen trennen.
Stellen Sie sich die Frage: Woher komme ich und was ist traditionelle Nahrung an meinem Ursprungsort.
Meine Eltern sind beide Europäer. Sachsen und die Normandie liegen ernährungstechnisch nicht so weit auseinander und es gibt keinen mediterranen Einfluss, Milchprodukte spielen eine Rolle, Kartoffeln sind wichtig als Beilage.
Es ist wichtig nachzuprüfen, welche die regionalen Traditionen des Ursprungsortes sind. Die traditionelle Küche ist immer auch von den Jahreszeiten abhängig, somit frisch und ohne große Transportschäden.
Gerade was die erotische Instanz ausmacht, so ist die Überprüfung der Nahrungsmittel sehr wichtig. Was uns über Duft und Aussehen anspricht, was man in Ruhe genießen kann, wird auch bekömmlich sein.
Alles, was nicht diesen Kriterien entspricht, macht krank, fett und hässlich. Stellen Sie sich künftig die Fragen: Passt dieses Lebensmittel zu meinem Körper? Wovon haben sich meine Vorfahren ernährt? *Neues Essen* muss immer auf diesen Aspekt hin überprüft werden.
Ein Beispiel: In der Vorstellung, es würde mir beim Abnehmen helfen, trank ich meinen Morgenkaffee anstatt mit Sahne mit Kaffeeweißer.
Nach ein paar Tagen konnte ich meine Hose nicht mehr zumachen, dabei hatte er nur wenige Kalorien.

Beim Studieren der Inhaltsstoffe wurde mir klar, dass der Weißer derartig viele Inhaltsstoffe und neue chemische Kombinationen enthielt, dass ich ihn wohl nur verwerten könnte, wenn ich Vorfahren vom Mars hätte.
Ich verwende nun wieder Sahne, achte aber auf Fettreduzierung bei den restlichen Mahlzeiten. Die Zusatzstoffe sind nicht gut zu verdauen und daher nicht als Lebensmittel tauglich.

Wo lebe ich?

Wenn man nun deutscher Konsul in Botsuana ist, dann wird die traditionelle Nahrung aus der Heimat nicht eins zu eins übertragbar sein. Ich habe lange Zeit in Nordafrika gelebt und man würde denken, dass ich dort keine Nahrung fand, die zu meiner genetischen Veranlagung passt, aber das Gegenteil war der Fall. Die unbehandelten Nahrungsmittel waren sehr bekömmlich und viele Speisen erinnerten mich an das, was meine Meme, also meine Oma, uns in der Nachkriegszeit gekocht hatte: Innereien, Eintopf – Couscous ist ja Eintopf – und frisches, saisonales Obst als Nachspeise. Ich war selten so schlank und gesund.
Dennoch ist die Frage des Klimas vorrangig. Was esse ich bei Hitze oder bei Kälte? Da wir dank Heizung und Aircondition jedoch nur halbherzig in verschiedenen Jahreszeiten leben, schaffen wir eigene Klimabereiche, die alles andere als gesund sind. Die

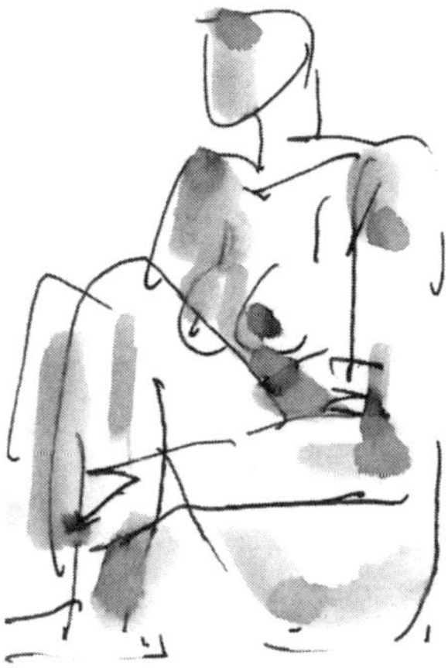

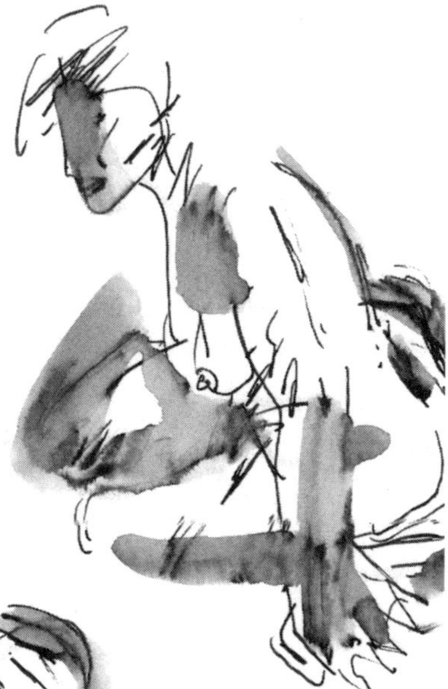

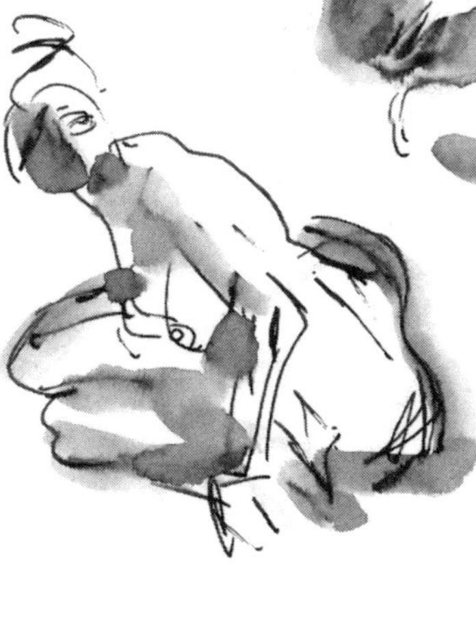

kalte Luft der Aircondition ist ein Dauerangriff auf das Immunsystem. Daher stellt sich immer die Frage, ob ein Urlaub in der Ferne erholsam ist. Bricht ein angeschlagener Körper dann nicht endgültig zusammen?

Das Lebensmittel soll zu uns passen und im entsprechenden Klima gegessen werden. Schweinsbraten und Knödel sind in der Hitze sicher nicht bekömmlich. Man muss sich darauf besinnen, was die Vorfahren bei großer Hitze gegessen haben.
Es lassen sich traditionell bekömmliche Speisen auch so ändern, dass sie durchaus in die *Fremde* zu verlagern sind. Auch ist es spannend zu sehen, wie ähnlich Speisen aus fernen Ländern sein können und ob, wie und wann man sie verträgt.
Gerade bei der schlanken Linie ist das elementar. Ein gutes Beispiel dafür ist die traditionelle japanische Speise Sushi. Im ersten Augenblick erscheint uns dieses Gericht fremd, bei näherer Betrachtung fällt uns natürlich auf, dass es auch in unseren Gegenden Brauch ist, rohen Fisch zu essen: Der Rollmops ist auch nicht gekocht, sondern eingelegt.
Reis gibt es in Italien und in Asien, Nudeln kommen aus China.
Viele Nahrungsmittel, die uns heute vertraut sind, haben eine lange Reise hinter sich. Achten Sie daher darauf, dass die Jahreszeiten das Angebot bestimmen. Niemand braucht im Winter Erdbeeren.

Was sind die Ansprüche meiner Arbeit?

Geistige Arbeit braucht anderes *Futter* als körperliche. Die Hausfrau aber braucht für beide Anstrengungen die passende Ernährung! Sie ist nahrungstechnisch gesehen immer gefordert. Meist hält sie erst still, wenn sie tatsächlich krank geworden ist. Ihre Zusammenbrüche sehen daher anders aus. Ich spreche aus Erfahrung. Das Erkranken ist immer ein Hilferuf des ausgelaugten Körpers.

Das ist heutzutage meistens durch Neurostress bedingt. Das Wort ist in unseren Breiten noch nicht sehr verbreitet, aber vertrauen Sie mir, es wird sicher bald zu einem Hauptthema avancieren.

Die meisten Arbeiten und das moderne Leben sind mit starken Neurostressfaktoren versehen. Ich hatte immer wieder das Glück an Orten zu leben, wo es keinerlei Vergnügungsindustrie gab – kein TV, keine Magazine, kein Freizeitangebot. Nur selten war ich so erholt und entspannt!

Nicht die Zeit an sich ist für die Verformung des Körpers verantwortlich, sondern das Missverhältnis zwischen Neurostress und körperlicher Arbeit. Gerade was unsere Nahrung, unsere Lebensmittel angeht: Es ist nicht die voranschreitende Zeit, die fett macht, sondern das Falsche, das man in dieser Zeit zu sich nimmt.

Darum wiederholen Sie für sich ständig die Fragen: Was? Wann? Wie? Mit wem?

Das erotische Erleben spielt bei der Nahrung eine offensichtliche Rolle. Die gegenteilige Wirkung aber hat Fastfood: Müdigkeit, Völlegefühl, Kopfschmerzen und Übelkeit lassen nämlich kaum sinnliche Empfindungen zu.
Mein Satz »Porno ist Fastfood für den Penis« lässt sich auf unsere schlechten Ernährungsgewohnheiten umlegen – Fastfood ist Porno für den Verdauungstrakt. Es befriedigt nicht und ist unerotisch, macht süchtig und fett. Vergessen Sie die tausenden Ausreden für schlampiges Essen: Fastfood ist vollkommen abzulehnen!
Tatsache ist, gemeinsames Essen und die Gespräche sind ein Fundament menschlicher Kultur.
Essen auf der Straße oder vor dem Fernseher ist ein einsamer Akt und nicht als »Lebensmittel« tauglich.
Heutzutage ist es häufig ein zäher Kampf, eine gemeinsame Mahlzeit durchzusetzen. Da ich reichlich Enkel habe, weiß ich um das Problem. Mein kleiner Enkel würde lieber Videos anschauen und seine Mutter kommt manchmal mit der Zeitplanung nicht ganz hin. Große Unterstützung bekomme ich von Lizzy (24 Jahre), die als Nanny großen Erfolg hat.
Wie kann man die unterschiedlichen Vorlieben und Gewohnheiten der Familienmitglieder unter einen Hut bringen? Wir decken einfach schon abends den Frühstückstisch. Das Angebot reduziert sich darauf, was jeder gerne isst. Tee, Milch und Kaffee stehen auf dem Tisch. Der Kleine mag Fleisch oder Cornflakes,

Liz und meine Tochter essen Eier, ich trinke nur Kaffee. Mein Enkel isst Eier nur dann, wenn sie wie bei meiner Omi zubereitet sind: weichgekocht, ein Stück Brot zum Eintunken in Stäbchen geschnitten. Ich denke, dass auch das körperliche Erleben der Nahrung prägend ist.
Wir sprechen über die Träume der Nacht, darüber was wir gemeinsam unternehmen, was getrennt. Jeder nimmt sich das, was er für seinen Tag braucht. Es ist unser Start in den Tag, ein Ritual und Rüstzeug, um die gestellten Anforderungen zu bewältigen – mein Enkel in der Schule, ich meist bei kreativen Tätigkeiten (Schreiben, Projekte entwickeln) und im Haushalt.
Wir haben festgestellt, dass unsere gemeinsamen Mahlzeiten auch schlank machen. Man isst bewusster und – wie es bei der Metabolic-Welle propagiert wird – mit Esspausen.
Da Eiweiß ein Problem für meine Nieren ist, kann ich die allgemeine Behauptung, man müsse immer Eiweiß zu sich nehmen, nicht unterschreiben.
Um durch das Schreiben nicht ausgelaugt zu werden, versorge ich mich stattdessen mit Nahrungsergänzung, esse Gemüse und Pasta, ab und zu Kartoffeln.
Jeder von uns weiß eigentlich genau, was bekömmlich ist. Man nimmt sich nur nicht die Zeit, es zu überprüfen. Die »verteufelten« Nahrungsmittel haben überall Tradition.

Mittags essen wir Kartoffeln, Reis und Nudeln. Diese Lebensmittel sind befriedigend und machen satt. Ein kleiner Teller Nudeln mit frisch gedünstetem Gemüse, gut gewürzt, hat weder viel Fett noch ist es belastend. Ein selbst gebackener Apfelstrudel wird einen auch nicht unförmig machen.
Es ist das unkultivierte Essen und die Nahrung, die man nicht unbedingt als Lebensmittel bezeichnen kann, die unförmig und unbeweglich macht.
Nehmen Sie sich die Zeit und überprüfen Sie Ihre Nahrungsgewohnheiten.
Dazu ein Beispiel meiner persönlichen Erfahrung: Während einer Theaterarbeit in Wien bekam ich ein immer runderes Gesicht und nahm ohne viel zu essen zu. Wir hatten uns angewöhnt, vor oder nach der Aufführung eine asiatische Suppe zu essen. Sie hatte weder Fett noch viele Kohlenhydrate. Dafür aber Geschmacksverstärker.
Darauf machte mich meine Kosmetikerin aufmerksam und ich setzte die Suppe ab. Schon nach einer Woche ohne Suppe war das geschwollene Gesicht weg. Es ist manchmal so einfach: Reflektieren und überprüfen Sie alte Gewohnheiten. Es kann der täglich getrunkene Apfelsaft genauso unbekömmlich sein wie Backwaren.
Überdenken Sie auch die Umstände, unter denen Sie Nahrung zu sich nehmen. Meist ist dies die erfolgversprechendere Methode, als ewig neue Diäten auszuprobieren.

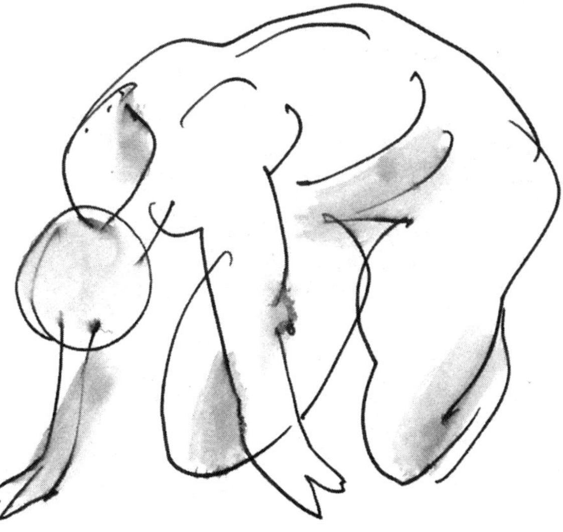

Zusammenfassend lässt sich sagen: Lebens-Mittel für das eigene Leben und eine Umstellung, die Sinn macht, statt sinnlose Diäten.

Das Wichtigste an richtiger Ernährung ist die Etablierung einer Nahrungsidentität. Dabei kommt es vor allem darauf an, sich bewusst zu machen, welche Lebensmittel in der Region, aus der man kommt, traditionell verwendet werden. Auf diese ist unser Körper nämlich eingestellt und kann sie auch besser verwerten. Es wird Ihnen so nicht schwerfallen, Ihr Gewicht zu halten oder sogar abzunehmen. Ein weiterer wichtiger Aspekt in der Ernährung ist das gemeinsame Kochen und Essen. Nehmen Sie sich die Zeit, um mit der Familie oder im Freundeskreis zu essen. Das unterstützt nicht nur ein gesundes Essverhalten, sondern hilft auch, sich zu entspannen und geborgen zu fühlen.

6 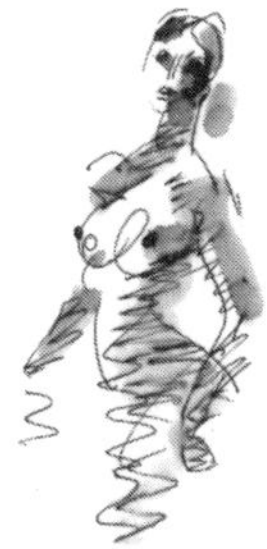 BEKLEIDUNG

Gestaltung, Hülle und Kokon

Ein großartiger Satz zur gestaltenden Hülle der Bekleidung stammt von Wolfgang Joop: »Mode ist vergänglich, Stil bleibt.« Und der große spanische Modeschöpfer Cristobal Balenciaga (1895–1972) meinte selbstbewusst: »Eine Frau muss nicht schön sein, um meine Mode zu tragen, das erledigen meine Kleider für sie.«

Der Zustand dessen, was heute meist in den Schaufenstern hängt oder auf der Straße zu sehen ist, spiegelt diese Bemerkungen nicht wider. Es hat weder Stil, noch macht es schön: ein gigantisches Meer an Stillosigkeit und dazwischen nur selten Kleider, die wirklich schön machen.

Wer verschönernde Kleidung und Stilsicherheit pflegt, ist mittlerweile geradezu Teil einer Subkultur geworden. Der Anspruch auf Eleganz und Stil ist im Morast der Freizeitkleidung und der scheinbaren Individualität radikal, ja geradezu anarchistisch. Die älteren Frauen verbiegen sich, die jüngeren verrohen.

Im Gegensatz zum grassierenden Flitscherl-Look

verkörpert Dita von Teese meiner Meinung nach optimal die Erotik der Eleganz. Die »erotische Stripperin« ist eine Ikone unerschöpflicher Grazie und Anmut. Meine 24-jährige Enkeltochter Dido ist Modistin und schwärmt für sie. Ich auch, und das hat mich zu meinem Plädoyer für Erotik ermutigt.

Die Sehnsucht junger Frauen nach Kleidung, die Eros mit Würde verbindet, ist groß. Sie aber haben im Gegensatz zu älteren Frauen eine Wahl. Für uns ist es nämlich zur Notwendigkeit geworden.

Es gibt immer noch wunderschöne Bekleidung, aber es fehlt ein Standard. Denn derzeit ist Kleidung vor allem Statussymbol oder Fruchtbarkeitsfetisch. Erst wenn die Modebranche wieder Struktur findet und Frauen das gibt, was sie brauchen, bewegen wir ältere Frauen uns nicht mehr auf dünnem Eis.

Dennoch haben wir etwas erlebt, was die jungen, straffen und bildhübschen Mädchen mit ihren gesunden, vom Zahnarzt in Reih und Glied gebrachten Zähnen nie erfahren werden: die Atmosphäre der Erotik. Kleider, die zwar Entkleidungsfantasien auslösen, doch mehr als Sex im Sinne haben.

Mit einem Zitat aus »Madame Bovary« vom französischen Schriftsteller Gustave Flaubert (1821–1880) möchte ich diese Leidenschaft begreiflich machen.

Frauen über sechzig haben die Chance gehabt, so etwas erlebt beziehungsweise ausgelöst zu haben: den Rausch des Entkleidetwerdens. Ein kleines Juwel an Erfahrung.

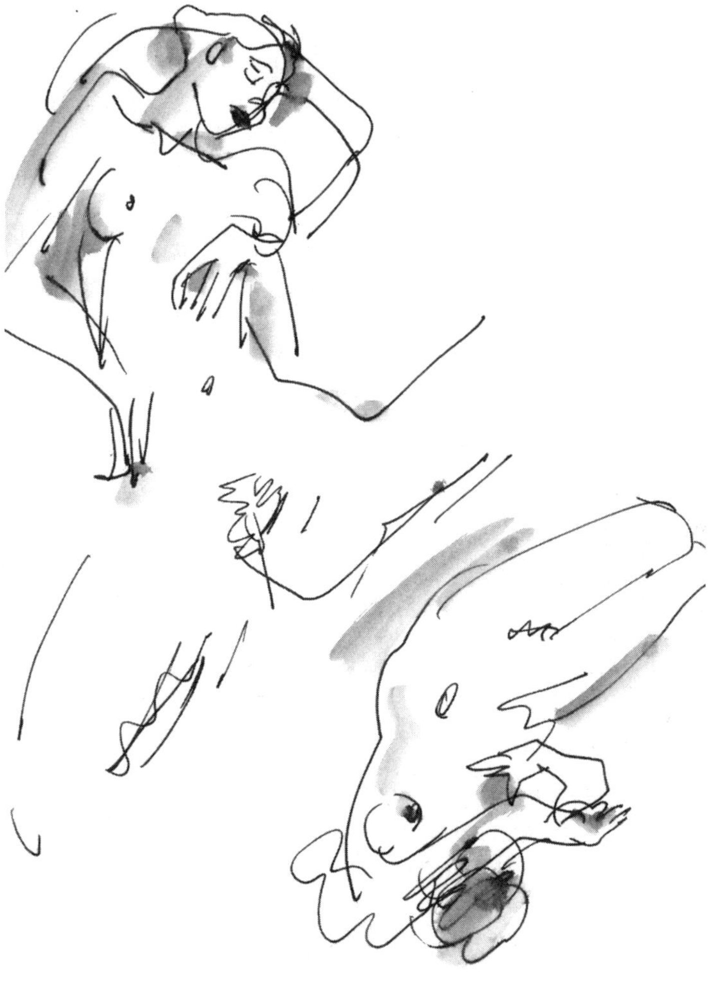

»Da war es wie eine Erscheinung: [...] Sie trug einen breiten Strohhut mit rosa Bändern, die hinter ihr im Wind flatterten.
Ihr schwarz gescheiteltes Haar berührte die Enden ihrer starken Brauen, fiel sehr tief herab und schien sich verliebt um das Oval ihres Gesichtes zu schmiegen.
Ihr Kleid aus hellem Mousseline, mit kleinen Tupfen verbreiterte sich nach unten zu in vielen Falten [...].
Er wünschte sich, die Möbel ihres Zimmers, all ihre Kleider, die sie getragen hatte, und die Leute zu kennen, mit denen sie umging. Die Sehnsucht sie körperlich zu besitzen, verlor sich in einer tieferen Begierde, in einem schmerzlichen Wissen wollen, das grenzenlos war.«

Eine großartige Beschreibung über erotisches Erleben. Sie zeigt, dass Eros stärker ist als körperliche Begierde und dass Kleider und Möbel Teil des auslösenden Moments sind. Vielleicht ist einzig und allein die Manifestation des Geistes, die hinter einem Gegenstand steht, das große Geheimnis der Unterschiede von erotisch oder geil, gewöhnlich oder inspirierend. Man kauft den Esprit des *Crèateurs*. Oder eben nicht.
Es ist nach wie vor möglich, in der Haute Couture wunderschöne Gewänder zu finden. Die handbestickten Chanel-Roben sind zeitlose Kostbarkeiten und auch Christian Lacroix erschuf regelrechte

Kunstwerke. Fast jeder Modeschöpfer erlebt in seiner Kreation Göttliches.
Nur wenige von uns können sich solche Einkäufe leisten (ich mit eingeschlossen). Dennoch ist es möglich mit wenig Geld, oder vielmehr mit richtig investiertem Geld, erotisch und würdig gekleidet zu sein.
Was bedeutet erotische Kleidung ohne den obligatorischen Lackstring im Po? Denn das ist ja, was uns eingebläut werden soll.
Sätze, wie der von Flaubert, entstehen nicht wegen Klamotten, die in den Swingerklubs gehören. Zwar kenne ich diese Etablissements nur aus dem Fernsehen, dennoch stelle ich mir so das Fegefeuer vor. Warum nur wollen so viele Frauen wie Nutten aussehen?
Hanif Kureishi lässt seine männliche Hauptfigur in seinem Roman »Something to tell you« (Das sag ich dir, 2008) über Bekleidung und Aufmachung der Frauen Folgendes sagen: »Wenn er diese Mädchen sieht, ist er versucht, sie nach ihrem Preis zu fragen.« Auch hier wieder deutlich die Verwechslung von Eros und Sex.

Die wichtigsten Kriterien für den Einkauf sind einfach und dennoch sehr wirkungsvoll:

❦ *Kann ich mich in den Klamotten gut bewegen (einstürzende Laufsteg-Modelle sind ein Beispiel fürs Gegenteil)?*

- *Kneifende Gewänder, unsicheres Schuhwerk sind keine Basis für einen guten Auftritt.*
- *Ist die Silhouette schön und schafft sie den Eindruck guter Proportionen?*
  Schmale Röcke, V-Pullover, gut geschnittene Jacken und Hosen sind auf dem Markt, man muss sie nur finden.
- *Fängt das Material an zu stinken?*
  Es nützt überhaupt nichts, wenn ein Kleid schön ist, sich aber nicht schön »verhält«.
  Es gibt Material, das schnell schlecht riecht und ausbeult. Dann war der Einkauf rausgeschmissenes Geld.

Auch bei der Bekleidung gibt es für mich, neben der Frage nach dem Wohin und Woher, eine grundlegende Liste. Um möglichst für alle Ziele gerüstet zu sein, sind gewisse Basisteile wichtig:
2 helle Hosen
2 dunkle Hosen
1 dunkler, langer Rock
5 Pullover mit V-Ausschnitt; in hell, in schwarz und drei Farben, die die eigenen Farben positiv unterstreichen (hier kann ein Gespräch mit einer Farberaterin Wunder wirken)
1–2 dunkle, schmale Röcke (auch bei üppigen Frauen schön)
1 sportlicher Mantel, möglichst wasserfest (z. B. der klassische Burberry)

1 »kleines Schwarzes«
2 Jacketts (in hell und dunkel)
2 gut sitzende, helle BHs
1 schwarzer BH
3–7 gut sitzende Unterhosen, die den Po nicht teilen, in Creme und Schwarz
Söckchen und Strümpfe
1 Paar gute Laufschuhe
1 Paar Stiefel
1 Paar feste Schuhe mit hohem Absatz
1 Paar Abendschuhe, passend dazu eine Abendtasche
1 Schal für abends
1 Wintermantel oder Jacke
1 Hut für den Winter
1 Strohhut

Es lohnt sich immer, in gute Ware zu investieren. Ich warte fast immer auf den Schlussverkauf der Läden. Meine Designerin ist nicht billig, aber alle ihre Schöpfungen sind haltbar und stilsicher. Dennoch gebe ich im Vergleich zu anderen recht wenig aus.
Jeder hat die Möglichkeit, in Secondhand-Läden Kostbarkeiten zu ergattern. Zum Beispiel habe ich vor Jahren eine alte Krokoledertasche statt um 1400 um nur 300 Euro erstanden.
Das mag manchen vielleicht dennoch sehr teuer erscheinen. Das ist es aber nicht, wenn man bedenkt, dass meine Tasche bestimmt länger hält als ich …

Der wunderbare Designer Valentino, dessen Kleider ich während einer Phase meines Lebens getragen habe, sagte bei einem Interview mit einem Gesicht, als kaue er auf einer Zitronenscheibe, dass die jetzige Mode – ja – irgendwie lächerlich sei. Er hat aufgehört. Weil die Kleiderfrage durch den Presserummel immer mehr zu einer Frage der Marke geworden ist, die man als lebendes PR-Pferd vorführen soll, gehe ich nur selten aus.
Natürlich spielen die Umstände, unter denen man ein Kleid auswählt und trägt, immer eine besondere Rolle. Der Unterschied zwischen einem romantischen Abend bei Kerzenschein und einem Marsch über den roten Teppich unter Blitzlichtgewitter ist wohl offensichtlich.
Es ist praktisch eine Hürde, die man nehmen muss.
Im Grunde genommen werden die schönen, jungen Stars bei diesen Events aufs Schafott geführt. Jedes Gramm, jede Falte, jedes Outfit, jeder Begleiter wird zum Thema für die Boulevardpresse.
Bei privaten Festen ist nun das Thema Stil auch ein Problem, denn der Dresscode ist nur schwer zu verstehen. Egal, was auf der Einladung steht – es kann immer sein, dass jemand in Bluejeans kommt. Entweder ist man overdressed oder underdressed.
Wie erwähnt, bin ich für Richtlinien in der Kleidungsfrage – viele kennen diese nicht, aber ich bin eben schon so alt. Selbst die Hippiekleidung hatte einen Dresscode. Die ganze Kleidung war Ausdruck

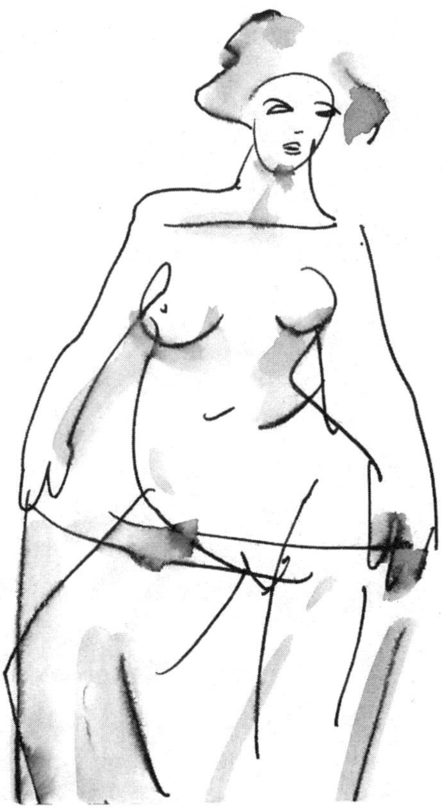

einer Jugendbewegung. Man trug bauchfrei, weil man jung war.
Was im Allgemeinen heute zu kaufen ist, bewegt sich zwischen jung und passend und jung und unpassend. Dann gibt es traditionelle Kleidung, die recht teuer, aber nicht wirklich erotisch ist, sondern reine Würde und »ich habe Zuhause ein eigenes Pferd und einen Mann, der das ganze Geld verdient« ausstrahlt. Diese Frauen haben es gut: Haarreif, Faltenrock und Kamelhaarmantel. Sie wissen, wohin sie gehören, und scheinbar kümmern sie sich nicht um Trends, denn das haben sie nicht nötig.

Ich reihe mich eher in der Kategorie »selbstständig, freiberuflich, mit schwankendem Einkommen« ein. Für mich sind schöne Kleider etwas, das ich nicht beliebig kaufe. Sie müssen vor allem variabel sein und eben nicht Mode, sondern Stil verkörpern.
Mit dem Basisprogramm kann ich gut gestalten, denn vieles lässt sich kombinieren und über Jahre tragen. Das kleine Schwarze ist, kombiniert mit Stiefeln oder Pumps, ein Dauerbrenner. Mit dieser Basis kann man sich immer wieder passend gestalten.
Ich glaube sehr an die Magie des Schmucks. Die berühmten Perlenohrringe sind unschlagbar und echte Perlen gibt es auch ziemlich günstig.
Wer wirklich sparen muss, kann sich von der Familie etwas zum Geburtstag oder zu Weihnachten wünschen, für die Perlen wird gesammelt.

Auch hier gibt es die Möglichkeit, sich auf etwas zu konzentrieren. Wer sucht, der findet!

Schmuck und Tücher sind eine fantastische Möglichkeit Kleidung aufzuwerten und auch dafür sind Secondhand-Geschäfte eine Fundgrube. Kaschmirpullover sind für 130 bis 900 Euro zu haben. Das ist natürlich teuer, aber bei der richtigen Pflege ist dieser Kauf eine richtige Investition.

Ich erlebe aus nächster Nähe, wie Waren gekauft werden, nur weil sie billig sind. Dagegen spricht vor allem, dass billige Kleidung nur mit einer Art Sklavenarbeit im Ausland herzustellen ist. Dabei gibt es in Deutschland einige junge Designer, die auch in Deutschland produzieren und auch nicht überteuerte Summen verlangen.

Ohne jetzt extrem patriotisch klingen zu wollen, ist es mir ein Anliegen, wenn es möglich ist, Geld in meine Heimat fließen zu lassen – damit kommt es ja wieder zu mir zurück.

Obwohl der Bezug zwischen Bekleidung und Erotik nicht auf den ersten Blick ersichtlich ist, so spielt sie in vielfachem Sinne dennoch eine wichtige Rolle.

Ich hatte erwähnt, dass für mich die Eroberung Teil des erotischen Einkaufs bedeutet. Die Wühltische bei Billiganbietern haben eine seltsam junkiehafte Aura, die nur einen kurzen Genuss und meistens viel Reue mit sich bringen.

Viele Jahre meines Lebens habe ich trotz meiner Bekanntheit von ganz wenig Geld gelebt, aber nie war

ich so gut gekleidet: Ich kaufte nur Waren von guter Qualität, aber zu guten Preisen.
Warten Sie auch den richtigen Zeitpunkt ab. Man nehme zum Beispiel die Oktoberfest-Panik, die dazu führt, dass die Frauen im September sündhaft teure Dirndl kaufte. Warum nicht im Winter, wenn die wunderschönen Kleider günstig angeboten werden – das nächste Oktoberfest kommt bestimmt!

Erotisches Bekleiden hat auch mit dem Gefühl zu tun, das der Stoff, die Form und der Duft vermitteln. Es kommt immer auch darauf an, wie sich die Farbe mit der Haut verhält – ein Rot macht schön, das andere blass.
Es gibt Firmen, deren Klamotten sehr kostspielig, aber eben beim Schlussverkauf günstiger zu haben sind.
Zu meinen Favoriten gehören Max Mara, Donna Karan, Armani, Valentino, Wolford, meine Lieblingsdesignerin Natascha Müllerschön, Rundholz und fast jeder Secondhand-Laden. Auch bei eBay findet sich Erstaunliches.
Ich habe auch schon alles, was ich brauche. Das liegt am eigenen Stil.
Aber es ist wichtig, sich bei der Modebranche zu beschweren. Die Designer sollten ihre Aufgabe wahrnehmen und tragbare Kleider entwerfen, die elegant sind und schön.
Ja, jede von uns möchte auch etwas Extravagantes,

das uns schmückt und aufleben lässt. Doch wo ist die Basisgarderobe? Der Stil, der wie in den Jahrzehnten vor der totalen Auflösung stand und auch jetzt, angeblich wegen der Krise, die Modebranche ruiniert wird?

Die Branche und alles, was die Seifenblasen-Wirtschaft betrieben hat, ist geplatzt. Wir können eine Änderung erwarten und einfordern. Zurück oder vorwärts zu Kleidung, die wie Cristobal Balenciaga sagt, »die Frauen schön macht«.

Stil ist nicht jedem gegeben, dafür seid *ihr* da! Viele, viele ältere Frauen wären einverstanden mit Kleidung, die schön macht und die signalisiert: Wir sind erwachsen!

Meine Enkel lieben einiges aus meinem Schrank, aber ich würde niemals auf die Idee kommen, etwas von ihnen zu nehmen! Denn jugendlich und zeitlos schön bedeutet nicht, sich »auf jung« zu trimmen.

Mit den seltsamen Klamotten, die heute teilweise angeboten werden, soll man sich wohl verkleiden, um in einem Theaterstück mitzuspielen, dessen Text man weder kennt, noch kennenlernen möchte. Gebt uns wieder stilvolle Kleider, um Fehlkäufe zu verhindern.

Natürlich will man neben der Basisgarderobe auch das Extravagante – aber doch nicht für eine Zugreise.

Am Ende dieses Kapitels sei noch eine Aussage vom Modepoeten Wolfgang Joop erwähnt. Ich erinnere mich daran, wie er erklärte, dass er diesen kreativen, anstrengenden Prozess der Modeschöpfung durch sich fließen lässt, um dann etwas zu erschaffen, das die Frau, die er damit verschönt, auch Liebe für ihn empfinden lässt …

Und besser kann man dieses erotische Kleidungsverhältnis, das ich meine, nicht ausdrücken.

Ich habe Bekleidung als Kundin immer so interpretiert. Lieblose Kleidung kann gar nicht schön machen. Nichts anderes geschieht mit der Erotik. Es ist ein Augenblick, in dem man das Leben liebt. Jeder hat das irgendwann gefühlt: Man schlüpft in etwas, liebt und fühlt sich geliebt. Spirituell und sinnlich. Erotisch eben.

Sexy Kleidung ist nicht automatisch erotisch. Bei verführerischer Kleidung gilt der Grundsatz: Strategisch bedeckt macht interessant. Vor allem das Entkleiden kann so zu einer sehr erotischen Angelegenheit werden. Mein Tipp:
bei Kleidung vor allem darauf achten, dass sie Ihre körperlichen Vorzüge betont, jedoch nicht enthüllt. Die Garderobe einer Frau sollte außerdem die wichtigsten Basic-Kleidungsstücke enthalten, die man den Anlässen entsprechend kombinieren kann. Außerdem ist es wichtig, beim Kauf auf Qualität zu achten. Hier gehe ich nach dem Grundsatz »weniger ist mehr« vor. Lieber einige ausgewählte und dafür teurere Stücke kaufen, als sich den Schrank mit Polyesterkleidung vollzustopfen, die vielleicht die neueste Mode repräsentiert, aber kaum Stil hat.

7

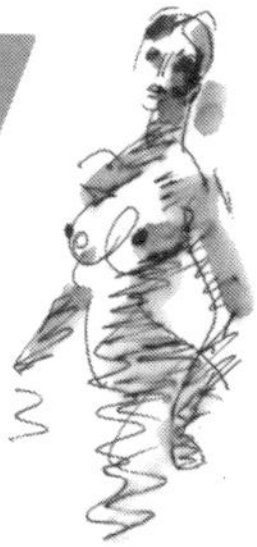

VERTRAUEN

Lust auf Leben, Lust auf Liebe

Während ich das Manuskript für dieses Buch überarbeitete, erschien der Kinofilm mit Meryl Streep »It's complicated« (Wenn Liebe so einfach wäre).
Im Film sagt Meryl Streep zu ihrem Exmann (nachdem sie sehr intensive Liebesstunden hinter sich haben), er möge sich umdrehen, wenn sie aufsteht. Er fragt natürlich nach dem Warum.
Mit einzigartigem Meryl-Streep-Blick meint sie: »Im Liegen sehe ich noch immer aus wie früher …!«
Der Film ist in den USA ein Riesenerfolg und manche sehen ihn sich mehrmals an. Sie sehen also, dass unser Thema sehr zeitgemäß ist. Alter, Eros und Sex sind Gegenstände, zu denen es Fragen gibt.
Ohne den Film gesehen zu haben – ein paar Trailer im Internet haben mir gereicht –, entschied ich, meinem Buch noch ein Kapitel hinzuzufügen, in dem das Thema Lust auf Liebe und Sex ausführlich und für uns ältere Damen behandelt werden soll.
Vor ein paar Jahren habe ich just zum Thema »Lust auf Liebe« ein spezielles Konzept für meine Kosme-

tiklinie entwickelt. Wir haben es damals nicht vermarktet, da man sich an der Idee stieß, die Lust der älteren Frau als Lebensart zu sehen. Aber dieses gesammelte Wissen und die Informationen möchte ich doch weitergeben – »benutzerfreundlich« verpackt sozusagen.
Mein Konzept entwickelte ich nach eigenen Erfahrungen und dem, was mir viele, viele Frauen anvertrauten, und das Schöne daran ist, dass man es relativ leicht ins Leben integrieren kann.
Wir sind heutzutage so leistungsorientiert, dass man kaum noch Lust auf Vergnügen hat – außer natürlich auf Essen!
Ich meine damit die Lust auf Vergnügen, Oper, Fahrradtouren, kleine Dinner et cetera. Wir reden hier nicht von einer Nacht mit Sean Connery … obwohl …

Die meisten der Frauen, mit denen ich kommuniziere, formulieren folgendes Fazit: Wir sehen passabel aus, sind noch gut in Form und meistern unser Leben. Und was passiert? Wir sind zu gestresst für eine Romanze geschweige denn eine Liebe. Ja, sogar zu gestresst, um sich überhaupt Genüsse zu gönnen. Was können wir dagegen tun?

Was löst Vertrauen und damit Lust aus?

Die hier vorgestellten Lösungen und demnach auch die Vorschläge basieren zum Teil auf meinen eigenen

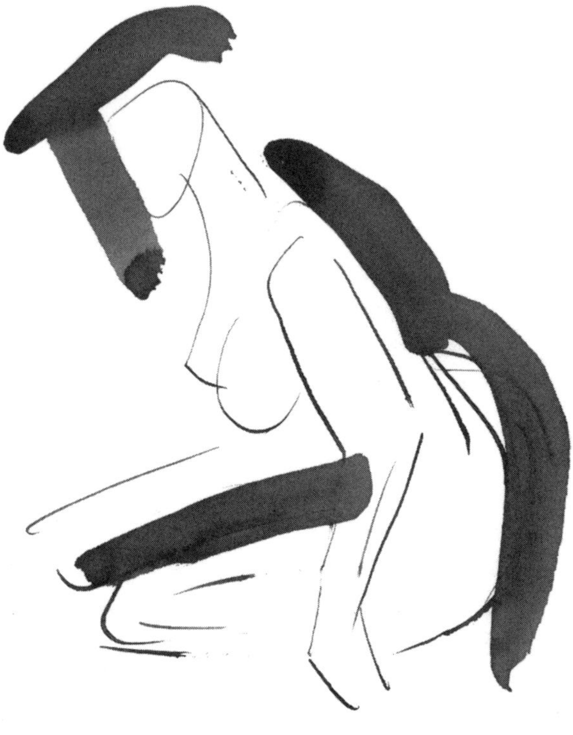

Erfahrungen, zum Teil, was mir erzählt wurde. Sie verstehen sicher, dass ich hier nicht meine eigenen sexuellen Geheimnisse preisgebe, denn das wäre indiskret und sinnlos.

Außerdem ist alles, was das Thema Lust angeht, nicht teilbar. Wir stehen manchmal ja sogar vor dem Problem, dass selbst der Partner oder die Partnerin nicht weiß, was man empfindet. Vielleicht ist genau das das Hauptproblem der weiblichen Sexualität. Erich Fromm hat es meisterhaft geschildert: Der Unterschied von Mann und Frau ist in ihren Geschlechtsmerkmalen zu sehen. Beim Mann ist es eindeutig, wie es ihm geht oder steht … Bei der Frau ist es ein dunkles Geheimnis.

Mit dieser geheimnisvollen Sexualität müssen nun beide Geschlechter leben. Weibliche Sexualität ist immer ganzkörperlich, denn eine Frau kann auch durch Worte angetörnt werden. Damit meine ich aber nicht die Pornosprache, sondern das Stimulieren ihres Liebesgefühles.

Dazu kann ich ein Beispiel geben, ohne indiskret zu sein: Vor langer Zeit lebte ich in Wien, ich war 46 Jahre alt und hatte einen Liebhaber aus einem fernen Land. Er holte mich zum Essen ab, als ich gerade mit meinen Enkeln – sie sind Zwillinge – spielte. Er betrachtete uns intensiv und nahm die liebevolle Atmosphäre in sich auf.

Als wir die Wohnung verließen und die Treppe hinuntergingen, wandte er sich mir zu und meinte:

»Wer dich nicht so mit den Kindern erlebt hat, kann dich nicht kennen und schon gar nicht verstehen.«
So ein einfacher Satz.
Die Tatsache seines Begreifens hat bei mir eine Flut der Zuneigung ausgelöst. Ich war ohnehin gerne mit ihm zusammen, doch es gab einen guten Grund, ich fühlte mich »begriffen«.

Das »Begreifen« – wieder mal ein großartiges deutsches Wort – ist für mich bei Liebe und Sexualität der Schlüssel des Begehrens. Es ist mir wichtig, eben diese unterschätzte Perspektive voranzustellen: Begreifen und Begehren.
Alle Männer, die sich die Mühe machen, eine Frau – oder besser die Frau – zu begreifen, sind erotisch, sexy und begehrenswert.
Zu viele Menschen wissen von diesem einfachen Prinzip nichts, sie stehen nur vor dem Tor der vertrauten Einsamkeit. Man lebt ohne zu begreifen nebeneinander. Schade, denn das ist eine erotische Sackgasse.
Aber auch im Umgang mit sich selbst spielt das Nichtbegreifen eine Rolle. Vor allem vor, während und nach der Menopause.
In dieser Lebensphase wird man hormonell wieder zum Kind. Viele Frauen schämen sich, aber fragen nicht, wofür. Hier gibt es nichts Peinliches oder Unangenehmes und ich meine, dass man diese Zeit auch wirklich genießen kann: Man muss sich nicht mehr

mit dieser dämlichen Periode rumärgern und (und das ist das Wichtigste) man kann Sex haben, ohne Angst vor einer möglichen Schwangerschaft im Nacken.

Im Allgemeinen werden zum Thema Menopause meist zwei Dinge debattiert: Hormone und Beckenbodentraining.
Hormone sind aus eigener Erfahrung und Studien zufolge deshalb gefährlich, weil die Industrie nicht imstande ist, die Vielfalt der Körperchemie nachzubauen.
Es gibt ein tolles Buch von einem amerikanischen Gynäkologen: »What your gynecologist never told you ... and your mother didn't know«. Tara A. Solomon spricht sich darin gegen Östrogene aus, die zwei Dinge verursachen: Man ist aufgeschwemmt und – was noch schlimmer ist – völlig durchgedreht!
Ich kann das nur bestätigen: Innerhalb von wenigen Tagen habe ich einige Kilos zugenommen und war total aufgekratzt. Damit war ich natürlich nicht glücklich und ich versuchte eine andere Möglichkeit für mich zu finden. Nach vielen Gesprächen mit allen möglichen Ärzten und Gynäkologen hatte ich die Alternative für mich entdeckt: Vitamine, Aminosäuren und Nachtkerzenöl. Zudem helfen spezielle Aminosäuren gegen Neurostress (Informieren Sie sich in der Apotheke).
Diese Kombination brachte mich, nachdem ich eine

kurze Burnout-Episode überstanden hatte, total ins Gleichgewicht. Scheinbar kann mich nur wenig erschüttern, aber Hormone würde ich nicht mehr einnehmen.
Aber und das ist wirklich ein großes Aber: Hormone lokal appliziert sind wichtig und, wie ich von Probanden höre, sehr gut für Lust auf Sex. Und diese Lust ist ja das Tüpfelchen auf dem I. Denn man muss sich erst vorbereiten, indem man Stress abbaut.

Das zweite große Thema ist der Beckenboden und das viel besprochene Training desselbigen. Ähnlich wie beim Begriff Diät reicht alleine das Wort, um mir jegliche Lust zu vertreiben – *Beckenbodentraining*? Dann doch lieber Sex oder Tanzen.
Sehen Sie, beim Tanzen werden eigentlich dieselben Muskeln und Gefühle aktiviert, die auch zur Stimulation sexueller Lust gebraucht werden.
Erinnern Sie sich bitte an die Tipps aus dem Bewegungskapitel: Machen Sie bitte unbedingt zweimal pro Woche intensiv Sport. Turnen, tanzen oder reiten – egal, was auch immer Ihnen Spaß macht. Ich bewege mich jeden Morgen zu Musik, was meine Lust aufs Leben erhöht und intensiviert.

Im Zentrum dieses Buches steht immer die Lebenslust. Nun gibt es, was Liebe und Leidenschaft anbelangt, einen romantischen Aspekt, der unsere Sinne und unsere Seele berührt: nämlich die Vorstellung den Partner oder die Partnerin zu finden, der oder die einen begreift und versteht.

Was macht nun die spezielle Lust auf Lust aus?

Ein Punkt, der im Allgemeinen unterschätzt wird, der aber Hauptgrund für Liebesunlust und Freuden-Feindlichkeit ist, ist der Stress.
Es geht also darum, diesen Stress abzubauen und ihn wie eine Rüstung abzustreifen. Nur selten erscheint mir Kosmetik oder Wellness als Methode so sinnvoll und wirkungsvoll. Hierzu gibt es ein einfaches Ritual, das ich Ihnen vorstellen möchte.

Nehmen Sie sich etwas Sinnloses vor! Ja, man vergisst, dass fast alles, was wir machen, zweckdienlich ist. Man hat durch die weibliche Dienermentalität immer nur zweckgebundene Ziele. Sinnlos – damit meine ich, einfach etwas zu tun, das man genießt, ohne dabei irgendjemandem zu dienen.
Das reicht von einem Essen bis hin zum Besuch im Museum oder einem Besuch in der Oper.
Nicht nur wegen der Oper selbst liebe ich diese Abende. Nein, der Anlass erzwingt, dass man sich selbst als Mittelpunkt sieht und sich dafür »schön« macht. Damit meine ich natürlich, dass man sich in seiner Haut wohlfühlt.
Machen Sie sich schön – einzig und allein für sich selbst.

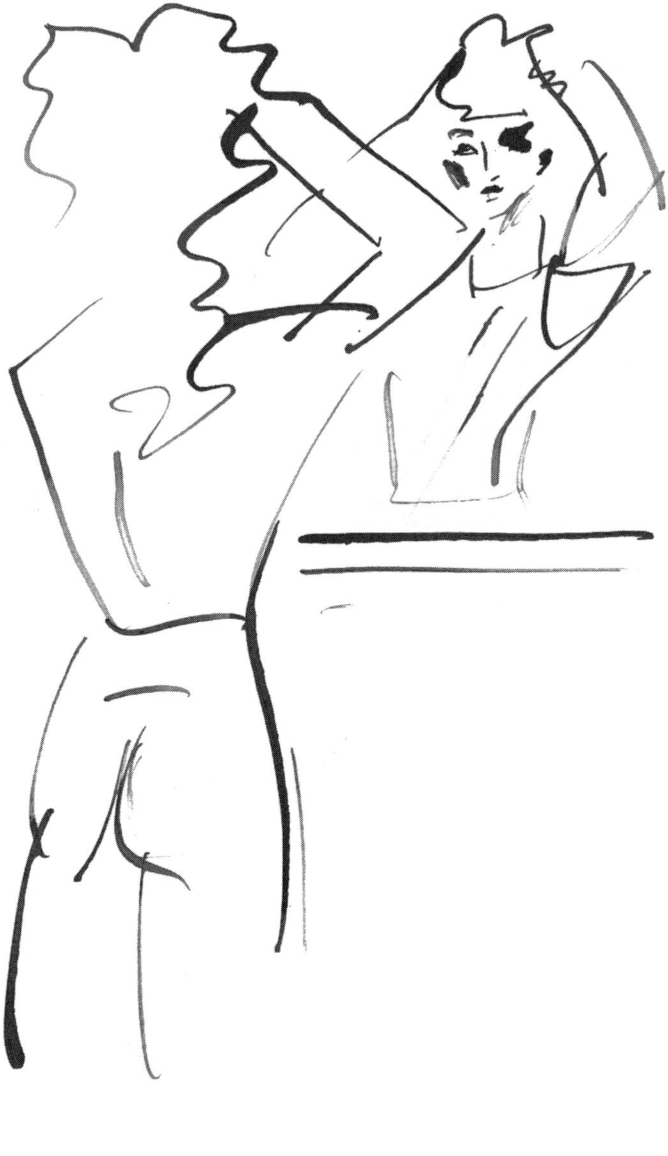

Dafür benötigen Sie in erster Linie Zeit. Das heißt, dass Sie das Bad für mindestens eine Stunde besetzen – beanspruchen Sie den Raum für sich und lassen Sie sich nicht stören.
Eine Duftkerze, Musik, Badesalz und Öl, Körperbürsten, Körpermilch oder -butter und letztendlich die Schminkutensilien sorgen dafür, dass Sie sich entspannen und auf Ihren Abend vorbereiten können.

Wählen Sie sorgfältig die Garderobe aus und breiten Sie das Gewand mit allen Accessoires auf dem Bett aus. Wichtig ist hierbei, dass sich das Material gut anfühlt, denn zwickende Höschen oder drückende Schuhe können einen ganzen Abend ruinieren.
Ein Bad mit Kerzenlicht hat eine meditative, aber auch sinnliche Atmosphäre, das Badesalz und Öl entspannen Ihren Körper und helfen Ihnen dabei sich in der eigenen Haut wohlzufühlen.
Musik lässt den Alltag außen vor.
Nach dem Bad kommt das Bürsten. Sie fragen sich, warum? Wenig entfernt Müdigkeit so schnell, wie wenn man den Körper, die Haut, ganz kurz mit der Bürste stimuliert.
Da man ja wach sein will, ist das eine großartige, billige und effektive Methode. (Mit zwei Bürsten erzielen Sie den doppelten Effekt in der halben Zeit.)
Danach den Körper sorgfältig abspülen und die getrocknete Haut mit Körpermilch oder -butter verwöhnen. Vergessen Sie die Füße nicht.

Schminken und frisieren sie sich sorgfältig, bevor Sie sich anziehen, denn ein Puderfleck kann das komplette Outfit ruinieren.
Die Kleidung auf dem Bett ist deshalb ein wichtiger Teil meines Rituals geworden, weil ich so die Farbkombinationen gut beurteilen kann. Sobald man sich angezogen hat, schaut man doch nur noch, ob man einen Bauch hat oder nicht.
Das Spielen mit Farben ist sehr anregend. Oft wird ein Schal, den man schon lange hat, plötzlich der Farbtupfer für ein neues Kleid, der es peppig oder zur Avantgarde macht.
Farben bedeuten immer auch Nahrung. Meist sind es satte Farben, die verschönern, und natürlich schwarz. Schmeichelndes Material für die Haut, die durch das warme Bad und die Düfte nunmehr rosig und genährt ist, lässt Ihr Wohlbefinden ansteigen.
Vielleicht ist das große Geheimnis beim Zurechtmachen, dass man dabei nicht an andere denkt, sondern wirklich darauf fokussiert ist, wie man sich wohlfühlt.
Wenn eine Frau mit ihren Beinen zufrieden ist, dann ist ein schmaler Rock eben auch abends gut, Stolas und Schals, aber auch kleine Tücher um den Hals geschlungen.
Wichtig ist, sich so zu kleiden, dass man entspannt ist und nicht darüber nachdenken muss, ob der dicke Po allzu sichtbar wird.
Man muss nur bei sich sein und sich selbst als besten

Besitz sehen. Seien Sie Ihr eigenes Schmuckstück. Dieses Entstressen ist der wichtigste Schritt. Glauben Sie mir, eine Frau, die sich Zeit für Entspannung und Stimulation genommen hat, wird eine ganz andere Stimmung verbreiten als eine, die gestresst in einem teuren Kleid rumläuft.

Sollten Sie jemanden haben, mit dem Sie gerne schlafen möchten und umgekehrt, dann kann für viele gestresste, ältere Frauen ein Mittel, das in Frankreich beliebt ist, unterstützen. Die Ärzte verschreiben eine Mischung von Östrogenen und Testosteron, die lokal appliziert wird. Scheinbar bekommt man sofort Lust auf Lust. Also Vorsicht!
Da ich der Meinung bin, dass Sex nur eine mögliche Variante des erotischen Erlebens ist, ist es unwürdig sich dieser Hormonmischung so zu bedienen, wie Männer es mit Viagra tun.
Dennoch, wenn alles andere stimmt, ist es legitim, sich mit dieser »Venussalbe« dem sexuellen Vergnügen hinzugeben.
Natürlich besteht Erotik auch aus geheimem Wissen. Dies ist eines davon und in Kombination mit anderen, in diesem Buch empfohlenen Methoden, sicher etwas Intimes. Sexuelle Lust lässt sich nicht vermitteln, aber gewisse Mysterien kann man teilen. Wie man damit dann umgehen soll, ist geheim, denn nur so bleibt es ein Vergnügen …

Sexualität im Alter wird sehr selten thematisiert. Ein Sexualleben jenseits der Sechzig können sich viele Menschen gar nicht vorstellen. Dabei ist es ein sich hartnäckig haltendes Vorurteil, dass vor allem Frauen nach den Wechseljahren keine Lust mehr auf Sex haben. Männern dagegen wird oft besonders in Verbindung mit einer jüngeren Frau ein reges Sexualleben nachgesagt. Tatsache ist jedoch, dass bei Frauen das sexuelle Interesse ab dem 35. Lebensjahr konstant bleibt und Männer mit Einschränkungen zu rechnen haben. Schämen Sie sich nicht für Ihre Sexualität. Sie ist auch im Alter die natürlichste Sache der Welt. Wichtig dabei ist nur, sich selbst geistig und körperlich aktiv zu halten. Dadurch fühlen sich andere von Ihnen auch sexuell angezogen. Sie sollten nicht auf sinnliche Erfahrungen verzichten.

8

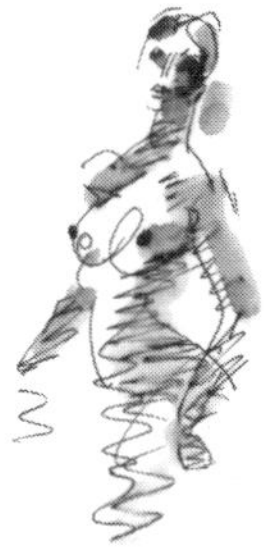

SEX

Genuss ohne Reue

Es gibt vieles, das man als ältere Frau tun kann, um Lust auf Sex zu kriegen. Eine Ernährungsumstellung, regelmäßige Gymnastik, spezielle Salben für die besagte Region, Massagen, anregende Bäder, Kaschmirhaar und Kaschmirpullover. Alles lässt sich kultivieren, aber oft fehlt nur eines: das Objekt der Begierde. Ohne das lebendige, aufregende Gegenüber sind alle diese Maßnahmen nichts als »Staubsaugen in der Wüste«.

Da ich selbst oft der Kategorie »erotische Frau« zugeteilt werde, sammle ich meine Eindrücke vor und hinter den Kulissen. Ich weiß, woraus geflochten wird, was man als erotisch verkauft, und welchen Einfluss die Bilderwelt auf die Wirklichkeit hat. Niemand kann sich dem entziehen, denn je greifbarer die Bilderwelt für uns erscheint, umso geringer ist die Lust auf Sex mit echten Menschen. Der Einfluss des Unerotischen hat an beiden »Enden« des Lebensalters seine Auswirkung. Im ersten Drittel und im letzten Drittel.

Dabei zählt das Letztere aber mehr, weil man eben weniger Zeit vor sich hat.
Da ich sehr viel alleine bin – nur in der Stille kann ich mich richtig erholen –, sind Begegnungen immer auch anders im Wert. Wenige Cocktailpartys, um nicht zu sagen keine, lassen mich das Eintauchen in die Bäder der Menschheit anders erleben als das Waten im flachen Gesellschafts-Wasser.
Die Erfahrung sexueller Reize, das Anknipsen und Erotisieren ist für einen einsiedlerischen Menschen wie mich sicher anders als für jene, die sich durchs Leben »flirten«. Das ging mir als junge Frau so und als ältere noch mehr.
Zwei eigene Erfahrungen haben meinen Blick geschärft für den Unterschied des Verhaltens in unserer westlichen Welt, in der Filme und Bilder junger und schöner Frauen sich dem Mann »anbieten«, und Männern aus anderen Welten, die immer erst das Lebendige haben, über das sie ihre erotische und auch sexuelle Prägung erfahren.
Bei diesen Erlebnissen war ich einmal etwas über fünfzig und einmal etwas über sechzig Jahre alt.
Meine späten, erotisierenden Erlebnisse begaben sich auf Reisen. Als leider immer auch analytische Frau habe ich beide Erlebnisse zuerst empfunden, dann überdacht, letztendlich analysiert und dann an die Welt gehalten, um sie wie Puzzlestücke einzuordnen.
Da ich mit vielen Frauen in Kontakt bin, ergab sich

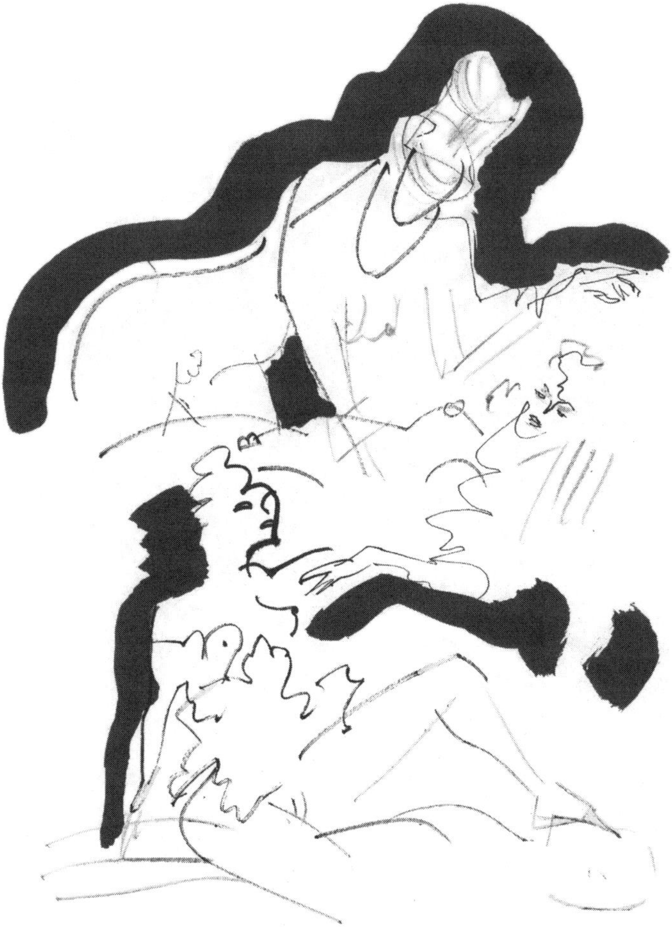

in Gesprächen die Erkenntnis, dass die Ent-Erotisierung in Partnerschaften an der Tagesordnung steht. Man hört auf, sich zu begehren, was – nicht nur bei den »alten Schachteln« – auch hormonell bedingt ist.

Der Hormonfluss beim Weibchen verursacht eine schwindende Lust auf den Partner, weil das Leben sich in immer neuen Formen verwirklichen will: neue Väter und neue Chancen auf gute Genkombinationen.

Der Mann hingegen ist von anderem getrieben. Ein US-Journalist recherchierte über Kühe und fand heraus, dass Stiere immer wieder andere und jüngere Weibchen bespringen. Als er diese Ergebnisse seiner Frau vorlas, sagte diese locker: »Bis er jene findet, die kochen kann!«

Der Autor vermerkte, dass sie mit der Bemerkung ins Schwarze getroffen hatte. Nicht wegen des Kochens, sondern wegen der coolen Bemerkung liebte er sie.

Nur ein Mann, der eine Frau wegen ihrer Coolness liebt, verdient auch ihre Liebe. Aber wie viele Partnerschaften sind so gestrickt? Das ist sicher das Kernproblem: der Hormonpegel und die mangelnde Wertschätzung der weiblichen Coolness.

Die meisten Frauen sind wirklich cool. Nur wissen sie es nicht oder sie trauen sich nicht mehr, diesen Trumpf auszuspielen. Denn wie cool kann jemand sein, der nicht seine eigene Miete zahlt, sich um den Haushalt kümmert und sich rund um die Uhr opfert?

Aber gerade das macht sie so tough, doch von wem werden sie dafür geschätzt?
In den meisten Beziehungen entsteht die fortschreitende Entfernung durch Nähe. Dazu kommt die für den Mann ausgerichtete Bilderwelt, dann die mangelnde Wertschätzung des Coolseins.

Das scheint mir ein guter Moment zu sein, um Ihnen von meinen Erlebnissen zu erzählen:
Als mein Enkel noch nicht ganz ein Jahr alt war, zog seine Mutter mit ihm nach Miami.
Sein Eintritt in unser Leben hatte alles verändert, auch die Beziehungsstruktur meiner Ehe.
Der Enkel wurde zum absoluten Mittelpunkt.
Wir, mein Mann und ich, besuchten die beiden in Miami, ich verlegte Fotoarbeiten dorthin, um eben auch während der Arbeit in seiner Nähe zu sein. Wir wollten ihm zeigen, dass er eine Familie hat.
Ich wurde zur Über-Oma und die daraus entstehende Erschöpfung hatte unsere Ehe in Krisen gestürzt. Doch glaube ich nicht, dass dies ein einzigartiges Problem ist. Frauen, die bei ihren Kindern cool sind – weil sie es auch sein müssen, mindern diesen Effekt als Ehefrau. Sie werden vom eigenen Mann auch anders wahrgenommen.
Wir wohnten in der Nähe meiner Tochter in einem relativ günstigen Hotel bei North Beach – einem Bereich, in dem noch kein »Angesagt-Sein« die Obdachlosen und Verwirrten weggefegt hatte.

Da ich zu Schlaflosigkeit tendiere, stand ich um vier Uhr morgens auf und wollte, um nicht zu stören, ein wenig zum Strand laufen.
Die feuchte Luft und die im Licht der Straßenlaternen bedrohlich wirkenden Pflanzen erhöhten mein Gefühl für Gefahr und Achtsamkeit.
Die breite Promenade war leer und bot eine Möglichkeit, zwischen den Häuserreihen und dem Meer spazieren zu gehen.
Ich hatte mich geduscht, die üblichen weißen Leinenhosen, darüber ein weißes Unterhemd und eine weiße offene Bluse aus weichem mullartigem Material angezogen. Ungeschminkt, die Haare achtlos hochgesteckt. Ich fühlte mich sauber und lebendig.
Als ich mich vom Hotel entfernte, spürte ich, dass ich mich in Gefahr begab und bald würde umdrehen müssen.
Aus der Ferne sah ich zwei stattliche Hip-Hop-Männer – einer mit viel Bling, also mit Goldketten und Diamanten behangen, der andere schlicht und hübsch – aus dem Taxi steigen. Ich dachte nur: »Shit, hoffentlich gehen die schlafen.«
Beide gingen ins Hotel und auch ich kehrte dorthin zurück. Aber kaum näherte ich mich, kam der Hübsche wieder heraus.
Es gibt unter den Hip-Hop-Jungs Dichter mit unglaublichen Gesichtern. Sie haben mit siebzehn bereits mehr erlebt, als wir in unserem ganzen Leben. Sein fein geschnittenes Gesicht und sein muskulöser

Körper erinnerten mich an einen Panther. Ich streifte den unglaublichen Körper mit Kennerblick. Jetzt stand ich vor der atemlosen Wahl, einfach vorbeizugehen, Missachtung und Misstrauen auszudrücken oder mich auf darauf einzulassen, was um vier Uhr dreißig in der Früh mit dem langsam entstehenden Tag im Hintergrund womöglich spannende Begegnung sein könnte.

Wir kamen ins Gespräch und innerhalb kürzester Zeit beschrieb er, wie die Straße, in der er aufwuchs roch und wie seine Freunde aussahen. Ich erzählte ihm von Europa, meinen Kindern und von meinem Ehemann, der oben schlief.

Das war sein Startschuss und es traf mich unvorbereitet: »Warum lässt dein Mann eine so schöne Frau unbeschützt auf der Straße spazieren gehen?«

Ja, warum? Das hätte einer längeren Antwort bedurft, die ich ihm aber ersparte.

Ich, schön? Wo denn, dachte ich. Ich bestehe doch nur aus Funktionen!

Und da begann er, mir zu erzählen, wo er mich schön findet: die Augen, die Sprache, die Stimme, die Haut, die Arme, den Busen (der sich durch das Hemd drückte) und mein Lächeln.

Wow! Er hatte mich mit Worten gestreichelt.

Das war lange nicht mehr geschehen und ich hatte mich auch der Möglichkeit seit Langem nicht mehr gestellt. Wann steht man schon mit dem eigenen Mann im Morgengrauen vorm Hotel? Wann be-

trachtet man ihn ausführlich und lässt sich betrachten?
Mir war klar, dass es nicht nur an dem sehnigen, schönen Körper des Mannes oder an seiner raunenden Stimme lag.
Es war wohl vor allem die Situation, die man mit dem eigenen Mann selten erlebt, die Unmöglichkeit sich fremd zu sein und sich neu entdecken zu können.
Die Schwingungen zwischen mir und meinem Panther wurden intensiver. Ich konnte seinen Atem auf meiner Haut spüren, seine Blicke waren wie warmes Regenwasser auf der Haut.
Nachdem wir vorher schon geklärt hatten, dass ich älter als seine Mutter war, ging er in die Vollen. Sie war 43 Jahre alt und nur unter Folter hätte ich meine 62 gestanden. Dann griff er sanft meine Hand, drückte sie an sein Herz und meinte: »I could make you feel like sixteen again.«
Ich könnte dir das Gefühl geben, wieder sechzehn zu sein – wie romantisch!
Und ich, womit quittierte ich diese einfühlsame Anmache: »… or like sixhundred!«
Ich weiß, das war nicht sehr romantisch – beziehungsweise, eigentlich war es das ja doch. Denn der Gedanke, mich mit ihm sexuell zu vergnügen, war weit weniger romantisch als diese Geschichte. Ich würde sie als kleinen erotischen Schatz behalten.
Für ihn sicher genau wie für mich, doch er war zu jung, um das zu erkennen.

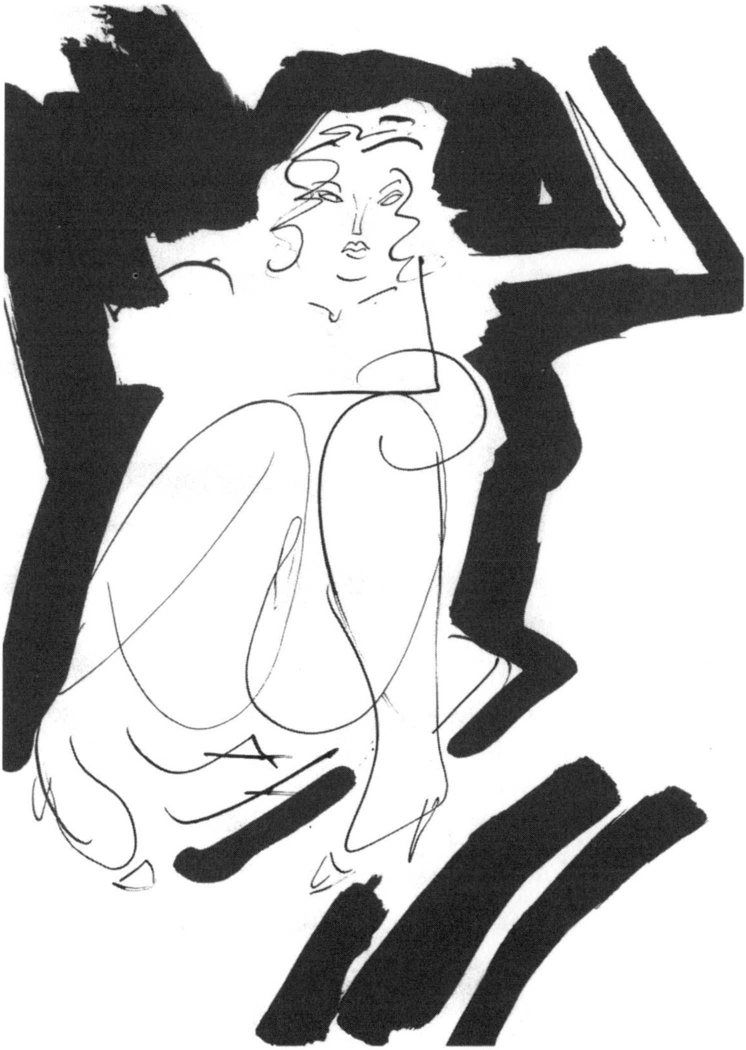

Sehen Sie, es hat durchaus Vorteile, älter zu sein. Zyniker werden nun sagen, na ja, um vier Uhr morgens macht man jede an!

Dazu meine zweite Geschichte: Vor einigen Jahren flog ich mit einem Team nach Marrakesch, um für eine Reisestory fotografiert zu werden.
Marrakesch ist mir fremd. Ich kannte es als Hippie und dreißig Jahre später hatte sich nicht viel verbessert. Es war nach dem 11. September und die Luft voller Vorwürfe.
Es war schwer, einen Ort zu finden, wo der verringerte Geldfluss nicht zu spüren war. Man wurde bedrängt, missachtet oder seltsam angebaggert. Meine Begleiterinnen, durchaus sehr attraktive Frauen, waren wesentlich jünger.
Mir fiel es nicht gleich auf, Kurz- und Weitsichtigkeit verhindert so manches, aber sie waren offensichtlich in Konkurrenz miteinander und möglicherweise auch mit mir.
Ignoranz kann wunderbar sein.
An einem kleinen Platz fand ich interessante Waren, aber nichts, was auf Fotos etwas hergeben würde.
In einem kleinen, sauberen Laden fand ich die übliche, für mich verführerische Ansammlung geheimnisvoller Gemische. Feucht oder trocken, blumig oder harzig. Schwarze Flüssigkeiten und durchsichtiges Wasser.
Im Laden selbst stand ein filigran aussehender Jimi

Hendrix und wir führten das erste abtastende Gespräch.
Dann nahm er eine kleine Flasche mit hellgelber, dicklicher Flüssigkeit. Geschwind öffnete er sie und ließ ein wenig von der zähen Flüssigkeit auf seinen Zeigefinger fließen und näherte sich mir. Mit den Worten »das ist gut für die Lippen« strich er langsam über meine Oberlippe, dann über die Unterlippe. Er war mir ganz nah und hatte diese dunklen Augen, in denen man sich zu spiegeln meint.
Ich lief rot an, während mich meine Kolleginnen anstarrten. Diese Kommunikation hatte sich vor ihren Augen und zugleich hinter ihren Rücken abgespielt.
Ich kaufte das Fläschchen, die beiden Mädchen anderes. Als wir uns verabschiedeten, fragte er, ob ich wiederkommen würde … zum Teetrinken …
Ich habe es mir lange überlegt und heute – fünf, sechs Jahre später – überlege ich immer noch.

Die Möglichkeit, mit einem jungen Mann sexuelle Abenteuer einzugehen, war für mich schon als jüngere Frau alltäglich. Eine fette Schlagzeile 1989 in der *Bildzeitung* lautete: »Christine Kaufmann liebt jüngeren Mann!«
Er war gerade mal zwei Jahre jünger. Damals wusste ich nicht, warum dies so anstößig sein sollte. Aber jetzt ist es mir klar. Das gesamte Gefüge unserer Welt baut immer noch – und voraussichtlich wird es so bleiben – auf dem ererbten Bonobo-Verhalten.

Frauen müssen signalisieren, dass sie sich gegebenenfalls auch mit hochgestrecktem Po unterwerfen würden. Ich sehe schon die Empörung: Aber wo denn, wir sind doch alle mit selbstständigen, selbstbewussten Frauen aufgewachsen! Dann möchte ich gerne wissen, warum es mehr Pornos gibt denn je!
Dazu Frauen, die in den Medien als großartige Vorbilder gefeiert werden. Fast alle weiblichen Stars sind Frauen mit einem reichen Mann an ihrer Seite.
Am besten hat er ein Privatflugzeug, egal, woher das Geld dafür kommt. Das kann natürlich alles herrlich sein und echte Liebe, aber es sendet auf jeden Fall gesellschaftliche Signale. Frauen sind dann gut, wenn sie möglichst erfolgreiche Männer an ihrer Seite haben, denen sie alles verzeihen.
Im großen Ganzen ist es aber nur Gazettengeschwätz, denn Beziehungen und Lust an der Sexualität entsteht, wann und wie es will. Traummann und Traumfrau, das sind Idole, die lächerlich sind, aber traurige Auswirkungen haben. Allerdings unterscheidet sich das, was einen »glücklich« machen soll, darf oder kann von Land zu Land.
In Frankreich sieht das schon ganz anders aus. Die deutschen Medien hassen Carla Bruni im Allgemeinen, denn sie ist offensichtlich eine Frau, die es gewagt hat, Männer zu lieben, ohne sich zu unterwerfen. Und sie tut es wohl immer noch. In Frankreich mag man eigenständige Frauen, in Deutschland versieht man sie mit dem Prädikat »Widerspenstig«.

Wenn man nun so schön ist und erotische, sexuelle Fantasien auslöst und trotzdem nicht käuflich scheint, gefährdet man ein gewisses Weltbild unterbewusst.

Viele Frauen glauben irrigerweise, dass Informationen aus Buntblättern keine Auswirkung auf ihr eigenes Sexualverhalten haben. Aber da irren sie sich.

Sehen Sie, ich habe fünf Jahre lang in einem muslimischen Land gelebt und konnte beobachten, wie sich die bis dato ohne Magazine lebende Frau verhält und wie eklatant sich die Abwesenheit der Medienmacht auf das Selbstbewusstsein auswirkt.

Da ich mit eigener Medienaufmerksamkeit große Teile meines Lebens verbracht habe, erlaube ich mir Folgendes festzustellen: Für das erotische und sexuelle Selbstbild ist der ständige Vergleich mit Bildern definitiv destruktiv. In der mediengesteuerten Welt verkommt die Bevölkerung zu lästernden Beobachtern. Die Fähigkeit eigene Maßstäbe zu setzen wird gefährlich reduziert. Dadurch wird man in diesem Wahn verurteilt, irgendwie aufzusteigen. Aber wohin aufzusteigen?

In Amerika, wo es immer noch großartige Impulse gibt und neben der Verlogenheit gleichzeitig eine ungemeine Lust an der Wahrheit existiert, ist vor einem Jahr das Buch »A round-heeled woman« über Nacht zum Bestseller geworden.

Der Roman der 64-jährigen Literaturprofessorin Jane Juska, deren gleichaltrige Heldin über eine An-

nonce einen Mann für Literatur und Sex sucht, ist weder anstößig noch langweilig. Er beschreibt die sexuellen Abenteuer einer älteren Frau, die ein schönes Gesicht und einen normalen Körper hat.
Das Wunderbare an dem Buch ist, dass der weibliche Körper nicht als Hülle, sondern als Instrument der Wahrnehmung dargestellt wird.
Es gibt hier keine alte Frau, sondern eine amüsante Person, ausgestattet mit der Fähigkeit Zärtlichkeit und Lust zu empfinden und zu geben.
Welche Frau kennt das? Welche Frau über fünfzig empfindet es als selbstverständlich, dies zu fühlen und dieses Gefühl auch einzufordern?
Sie sehen, ich schreibe dies nicht beliebig, sondern berichte über Prozesse und Muster, von denen ich erfahren habe. Ich möchte Ihnen von meinen Wegen erzählen, die mir helfen, nicht in diesen Abgrund zu stürzen, wie viele ältere Menschen. Wie Lemminge.
Das bedeutet nicht, im bauchfreien Top auf die Straße zu laufen. Es bedeutet, sich selbst geistig und körperlich appetitlich zu halten.
In erster Linie natürlich für sich selbst. Dass sich andere Menschen – auch sexuell – davon angezogen fühlen, erscheint fast logisch.
Macht eine ältere Frau hingegen auf sexy, erntet sie damit vielleicht ein wenig trostlose Geilheit, aber gewiss nicht das, was zu einem schönen Erlebnis werden kann.
Nach vielen Jahren, in denen ich mich mit kosmeti-

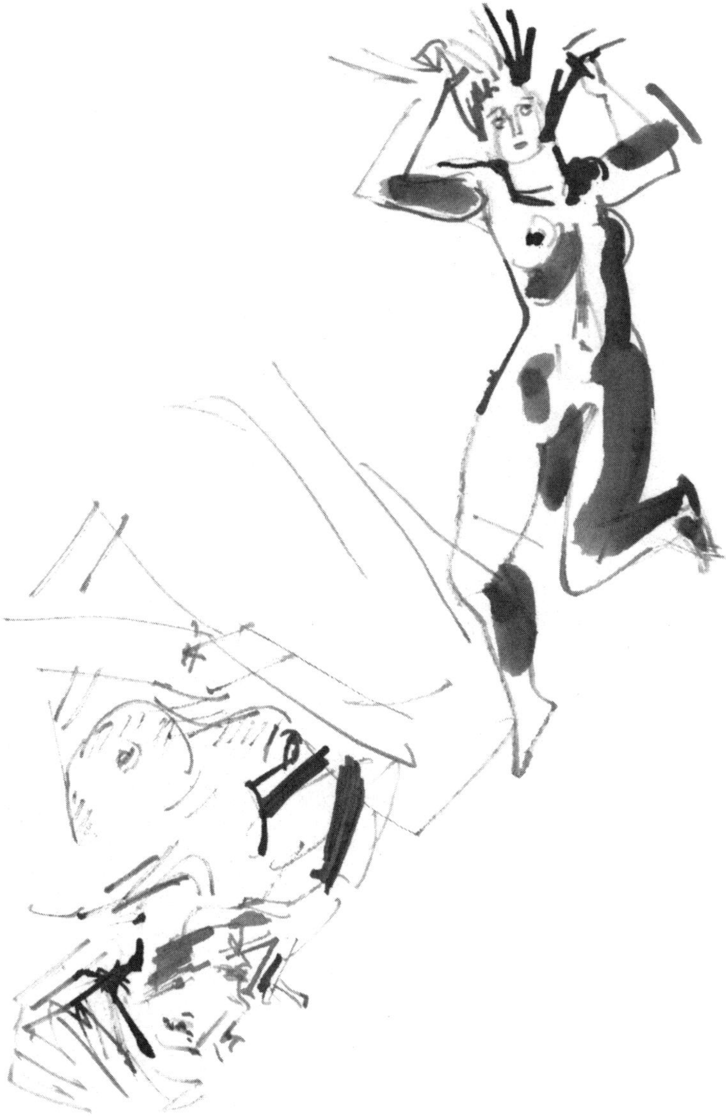

schen Konzepten beschäftigte, kann ich sagen: Eine Haut kann sich viel jünger anfühlen, als sie (rein chronologisch gesehen) ist.
Peter Zadek, der sich nicht um Kosmetik gekümmert hat, faszinierte mich auch wegen seiner schönen Haut, seines guten Geruchs und demnach seiner erotischen Ausstrahlung, die er auch mit 75 noch hatte!
Die Bausteine dessen, was Menschen alterslos attraktiv macht, sind in diesem Buch zusammengefasst. Sex bedarf sowohl Diskretion als auch dem Detail Liebe. Sex macht schön und glücklich, in jedem Alter – vorausgesetzt die Sexualität hat auch spirituelle Aspekte.
Ich sehe schon die verdutzten Gesichter: Wovon redet sie jetzt?
Dazu kann ich nur sagen, es ist nicht meine Schuld, wenn andere es noch nicht erlebt haben.
Allerdings sind die Voraussetzungen für diese Empfindungen in allen religiösen Büchern zu finden, außer bei den Christen. Dennoch sind die Gebote unbewusst auch Anweisungen für erotisches Erleben. Denn Sehnsucht nach etwas kann nur aus dem Verzicht auf anderes entstehen. Vom Kamasutra bis zur Tora – immer ist die Voraussetzung für körperliche Begegnung eine Öffnung durch Worte, die die Schwingungen zwischen den Menschen auslöst.
Spirituelle Erotik bedeutet, die andere Person unverletzt zu lassen und das Verschmelzen ohne Unterwerfung.

Zuerst lieben sich die Gedanken, dann die Körper. Beim Orgasmus sieht man Feuerwerke und erfährt einen Zustand der Ewigkeit.
Genau lässt es sich nicht beschreiben, warum auch. Es ist die Belohnung für Menschen, die sich eben der Einzigartigkeit des anderen gewidmet haben.
Die Voraussetzungen für jegliche Form der Lebenslust sind allerdings schon mit System zu schaffen.
Das, was in der Jugend und der Phase körperlicher Fruchtbarkeit »von alleine« entsteht, ist mit den Jahren vor allem ein Sieg über Stress, angespannt sein, sich ewig Erwartungen zu beugen.
Was sind nun die Hilfsmittel (außerhalb der Viagra-Ebene), mit denen man sich auch sexuell hingeben kann?
Die Voraussetzungen für Erotik sind Beweglichkeit, Aufmerksamkeit und Besonderes miteinander zu teilen (Oper, Ausstellung, sich gegenseitig vorlesen etc.).
Für Frauen ist es wichtig, sich über das Berührtwerden wieder zu entdecken. Zudem ist es in Frankreich üblich, Frauen mit Salben an der gewissen Stelle so zu behandeln, dass sie nicht nur Lust aufs Leben, sondern auch Lust auf Sex haben – sogar mit dem eigenen Ehemann.
Die Möglichkeit, sich neu zu entdecken, geht aber nicht nur über Salben. Nur ohne Salbe haben viele ältere Frauen Schmerzen.
Ich habe mit einer Ärztin eine französische Mi-

schung aus männlichen und weiblichen Hormonen für eine Freundin herstellen lassen. Das hat sich bald herumgesprochen und die Apothekerin konnte sich vor Aufträgen kaum retten! So etwas Banales ist auch wichtig.
Doch es ist nur das (im wahrsten Sinne) Tüpfelchen auf dem I!

Um der Lust auf Lust wieder einen Weg zu bahnen, möchte ich Ihnen noch eine Geschichte erzählen. Sie ist züchtig und unzüchtig zugleich. Sie hat mir eine zusätzliche Erfahrung beschert: nämlich, dass es Mut braucht, sich das Recht auf Berührung zu nehmen. Eine toughe Geschäftsfrau, die als Maulheldin posaunt, ihr Mann begehre sie nicht mehr, darum kaufe sie sich einen Callboy, traute sich nicht, mit mir an den Ort zu gehen, von dem ich schwärme. Warum ...? Sie meinte nur, ihr Bauch sei zu dick und ... Ach, ich komme jetzt zur Geschichte.
Ein anstrengendes Treffen bei meinem Steuerberater hatte sich wie ein Bleimantel auf meine Schultern gelegt. Zusätzliche Steuern wurden erhoben und damit war das meiste Ersparte weg. Schon während des Gesprächs und dem Plan zur Neuaufforstung meines Kontos merkte ich, dass meine Schultern sich zusammengezogen hatten und ich nur noch ganz flach atmen konnte.
Es wurde früh dunkel und mein Weg durch die Münchner Innenstadt mit den barocken Gebäuden

und dem dunkelblauen Himmel löste die Spannung. Wie vom Himmel herabgesandt stand auf einem Gebäude das Wort *Hammam*. Ich taumelte rein, die Tragetasche voller Akten, auf dem Kopf eine schwarze Kaschmirmütze.

Am Empfang eine schnippisch aussehende Frau mit Kopfstimme. Jung. Jünger als ich.

Was ich möchte? Na, was wohl, eine Massage und vor allem ein Dampfbad.

Sie tippelte weg und trotz Kurz- und Weitsichtigkeit konnte ich im Nebenraum zwei Männer mit kariertem Lendenschutz ausmachen.

Kopfstimmig meinte sie, xy (der Name war für mich unverständlich) hätte Zeit. Die Räumlichkeiten sahen wie eine Atmosphäre aus Tausendundeiner Nacht aus. Mir fiel ein, dass der Herrscher im Märchen die Frauen aus Wut »auf Frauen an sich« am Morgen nach dem Sex köpfen ließ. Ob der sich im Finanzwesen reinkarniert hatte?

Noch klammerte ich mich an den Aktenordner und – gerade als mir der Tee von einem wölfisch schönen Mann gebracht wurde – zog ich die Mütze vom Kopf.

Meine Haare, immer noch seidig, fielen mir auf die Schultern, ich war etwas atemlos und fühlte mich bei allem Zugeknöpftsein nackt.

Ein zweiter Masseur ging hinten vorbei und ich hoffte, den Wolf zu bekommen, allerdings war es ein verschämtes Hoffen.

»Ich hole Sie ab«, sagte der Wolf und stellte mir den Tee hin. Den Weg kannte ich schon, vor Jahren war ich einmal hier gewesen. Wie lange das her war – lange bevor ich angefangen hatte, mich dem Geschäftsleben und den Tücken der Gier zu stellen. Naiv war ich gewesen, was Geld betraf, und nun war ich wieder naiv geworden, was sinnliche Hingabe betraf.

Ich hatte sie vor lauter Arbeit irgendwie verlernt.

In der Umkleidekabine waren ein paar schweigsame Mädchen. Hübsch, deutsch, abweisend.

In Tücher gehüllt wurden wir ins Dampfbad geführt. Ich behielt ein Höschen an. Der Raum war wunderschön, dunkelblau mit Sternenhimmel und breiten Bänken.

Durch die dampfende Luft fühlte ich mich allein, warm, geborgen und schön. Wie das?

Meine Haut schimmerte golden. Die obligatorische Dusche hatte das Haar durchnässt und ich fühlte mich im zeitlosen Raum. Nur gute Düfte, Ruhe, keine Aktenordner, die feuchte Luft floss in die Lunge, machte alles weich und warm.

Nach einer nicht zu bemessenden Weile kam ein Masseur und fing mit den Aufgüssen an. Ah, gottlob nicht für mich. Dann trat der Wolf ein, nahm Schüsseln und goss mir warmes Wasser über Kopf und Gesicht. Alles, was mich unglücklich machte, war in Sekunden weg.

Viele Male begoss er mich wie bei einer Taufe. Ganz

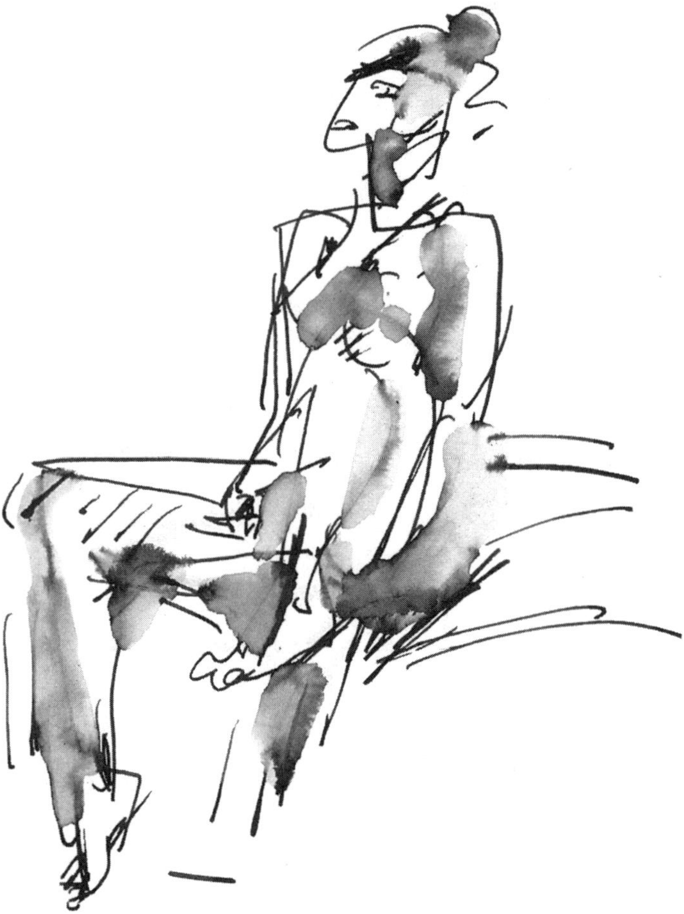

langsam rutschte das Tuch von meinen Brüsten und das Wasser wärmte auch sie wie weiche Hände. Für eine Sekunde blickte ich ihn an. Er war wunderschön, ein Prinz, und nichts Anzügliches, kein verräterisches Lächeln um seinen Mund – eine Sphinx.
Mmmmmmm sagte ich lautlos.
Danach der übliche Parcours mit Airan und Ruheraum. Mit einem Tuch um den Kopf ging es dann in den ersten Stock zum Massieren.
Eine ist eine gute Idee, immer drei Frauen zeitgleich zu behandeln … in der schummrigen und intimen Atmosphäre.
Bis zuletzt war ich nicht sicher, ob ich den Wolf kriege. Aber ja, er war mir zugeteilt – der liebe Gott hat mir ein Geschenk gemacht.
Beim Enthüllen meines Körpers – die kleine seltsame Unterhose mutete eher wie ein Tuch zum Abdecken des Venushügels an – fühlte ich mich für einen Moment lang wie neugeboren. Ich entledigte mich meiner Rüstung der ständigen Leistung.
Mein ganzer Körper lag erwartungsvoll da und der Masseur legte seine warme, feste Hand auf den Rücken und verteilte gut riechendes Öl.
Jede Spannung, jeder Schmerz, alle Wut, jedes Dulden wurde von seinen Berührungen entfernt. Aber nicht nur das. Dieser zweite Teil war noch besser, denn obwohl ich die Augen nur für wenige Sekunden öffnete, spürte ich, dass mich seine Hände mit Zuneigung berührten.

Nichts war flüchtig und das Unabsichtliche regte mich an.
Diszipliniert wurden die Brüste berührt, ohne sich an den kleinen Spitzen zu vergreifen, und die Innenseite der Schenkel aus dem Dornröschenschlaf geweckt. Alles, auch Füße und Fersen, wurden liebevoll berührt. Zum ersten Mal seit Jahren hatte ich nicht das Gefühl, eine funktionierende Maschine zu sein.
Als Crescendo wurden die Hände und der Kopf massiert, so als ob böse Geister ausgetrieben würden, und der Wolf zog meinen Arm sanft über den Kopf. Dabei fühlte ich seine Brusthaare ganz kurz an den Fingerspitzen. Wie die anderen Frauen hatte ich keine Seufzer ausgestoßen. Ich hätte es gerne.
Danach traf ich eine Freundin, die mich eindringlich ansah und neugierig fragte: »Wo warst *du* denn«?
In den vier Jahren, die wir uns kannten, hatte ich nie so strahlend und, ja, geliebt ausgesehen. »Hast du Sex gehabt?«
»Nein«, sagte ich und fügte ehrlich hinzu: »Irgendwie besser.«
Später ging ich mit einer amüsanten Freundin ins Hammam. Nachdem die Masseure weg waren, meinte sie verträumt: »Kann man die nicht mit nach Hause nehmen?«
Streng meinte ich: »Nein.«
Dafür hat man zuhause definitiv wieder mehr Lust auf den Partner. Seltsamerweise reagierten einige der Frauen, die wie ich gestresst sind, auf meinen Vor-

schlag, sich doch massieren zu lassen, wie Nonnen. Tatsächlich bedarf es Mut, um sich dieses erotische, aber eben nicht sexuelle Abenteuer zu gönnen.
Heißt das für unsere heutige Gesellschaft, Swingerklubs sind okay, aber eine souveräne Berührung nicht?
Das große Geheimnis von Anmut und Lebenslust ist aber vor allem die Berührung. Sie ist ein magischer Akt und für alle Frauen, die weniger Lust auf Sex haben, weil ihre Haut vor Hunger nach Berührung lechzt, ist die Massage das ideale Mittel.
Sie erinnern sich vielleicht an meine Miami-Anekdote mit dem Angebot einer sexuellen Aventüre? »I could make you feel like sixteen again.« Und meine Antwort: »… or like sixhundred!«
Sehen Sie, die Massage ist eine Möglichkeit, sich tatsächlich wie sechzehn zu fühlen! Sie ist auch eine Möglichkeit, sich dem eigenen Partner zu nähern, sich für ihn vorzubereiten oder ihn zu verlassen.

Zu viel wird im Allgemeinen von dem Partner oder der Partnerin verlangt. Das kommt von der blöden Einstellung »you can have it all«: Geld, Liebe, Kinder, Haushalt, Sexappeal und makelloses Aussehen. Die allgemeine Überforderung macht uns zu Robotern. Aber das muss nicht sein: Ich habe mich erfolgreich gewehrt und Sie können es auch. Das Wiederentdecken der erotischen Lebenswahrnehmung hat auch mit Sex zu tun, aber nicht nur.

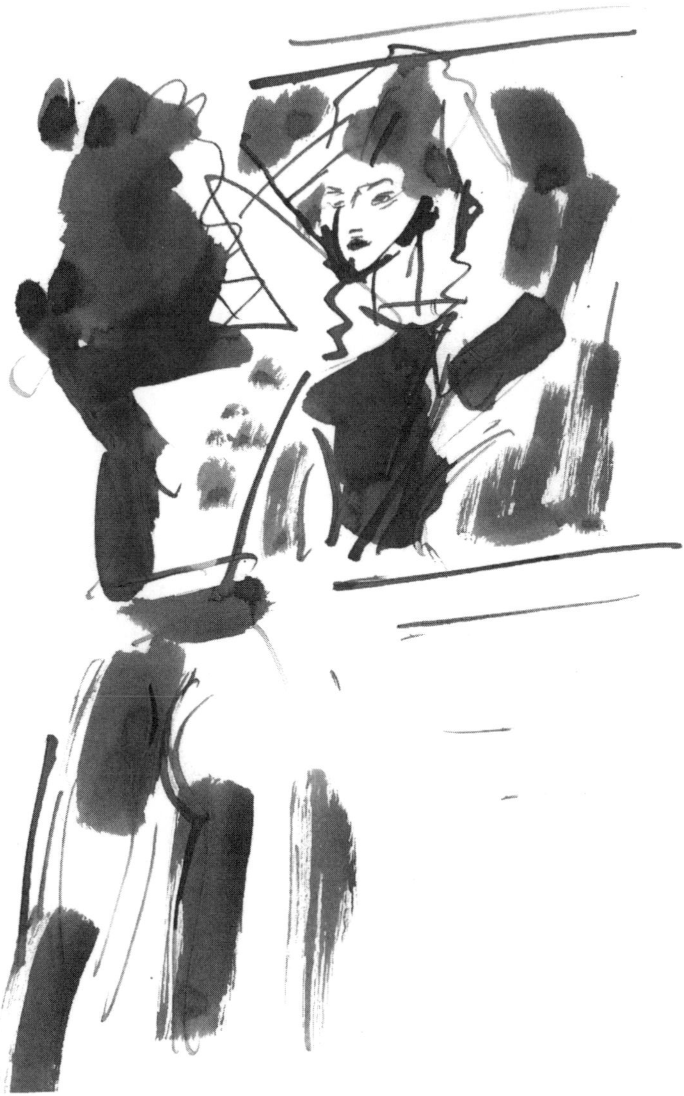

Meine Generation weiß das im Grunde, sie hat es aber zum Teil vergessen. An meinen Enkeln sehe ich, dass das Bedürfnis der Annäherung durch Distanz ein Anliegen ist.
Ich bin der Meinung, dass Pornowerbung im Fernsehen verboten werden muss. Sie versperrt den Blick auf erotisches Entdecken der Sexualität und sie nimmt älteren Frauen die Lebenslust.
Erotik ist ein Teil der Lebensenergie und somit unverzichtbar.

Stress killt Romantik, Liebe und Lust auf Sex. Besonders in unserer schnelllebigen Zeit. Der Schlüssel, um trotzdem zu begehren und begehrt zu werden, liegt für mich im »Begreifen«. Den anderen begreifen, einander begreifen und selbst begriffen werden. Dazu gehört auch das Verstehen der Menopause. Leider ist diese in unserer fortschrittlichen Kultur noch immer ein Tabuthema. Dabei gibt es nichts, dessen man sich schämen müsste. Im Gegenteil. Wenn man es genauer betrachtet, bringt uns die Menopause sogar zwei große Vorteile. Man muss sich nicht mehr mit der Periode herumärgern und es besteht keine Gefahr mehr, ungewollt schwanger zu werden. So gesehen sollten Sie die Menopause weniger als Einschränkung als vielmehr als Befreiung empfinden und erleben. Sie verlieren dadurch nicht Ihre Weiblichkeit, sondern bekommen die Chance sie viel ungezwungener und spontaner auszuleben als zuvor.

9

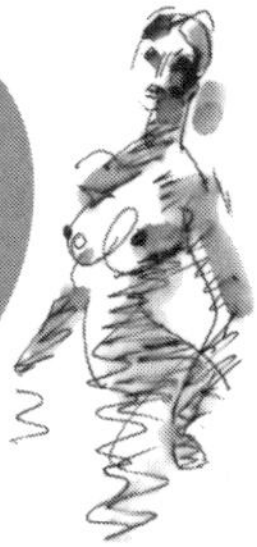

FREIHEIT

Mut zur Unabhängigkeit

Die sogenannten Prominenten, Stars oder Ikonen sind Nahtstellen, an deren Fadenspur sich die *anderen* eine (vermeintliche) Wirklichkeit zusammenheften.
Die Verbindung von Sex, Lust und Alter sind eine irritierende Farbe im Teppich der öffentlichen Wahrnehmung.
Die Neugierde, ob sie noch Sex haben, wird zur tragikkomischen Angelegenheit. Denn, das möchte ich noch einmal festhalten, Sex ist ein Vorgang, der nicht vermittelbar ist. Es geht um eine Erfahrung, die sich wie Trauer und wahre Schönheit nicht abbilden lässt.

Schönheit ist vor allem in späteren Jahren ein Geisteszustand, der auf dem Gefühl der Freiheit und dem Gefühl der Macht über seine Empfindung basiert. Nichts davon ist zu fotografieren oder zu entschlüsseln.
Warum ist jemand glücklich? Darüber herrscht ein gezüchtetes Missverständnis. Denn nicht das, was

passiert, sondern die Perspektive, aus der man es erlebt, macht glücklich.
Es gibt Menschen, die weder glücklich noch frei sein wollen.
Es wird gerne darüber spekuliert, was Menschen frei macht und glücklich, aber das Ganze ist mysteriös und nur über die Ebene der Emotion zu begreifen.
Wer je in die Häckselmaschine der Medien geraten ist, erfährt da eine besondere Klärung und man erkennt beide Seiten der Medaille: Wie es wirklich ist und wie es dargestellt wird.
Gerade bei einer älteren Frau wird das Recht auf Lebenslust häufig in Frage gestellt. Wobei hier die Berichterstattung wiederum freundlicher ist als die Realität. Es wird gerne vergessen, dass meine Generation die Erste war, die sich dem Thema Freiheit der Gefühle gestellt hat. Jene, die Tabus gebrochen haben, sind dabei, eine eigene und vollkommen neue Sicht der erotischen Identität zu etablieren. Vor allem sind es die neuen Großmütter, jene Frauen, die wie Vivienne Westwood und Diane von Fürstenberg ihre Enkel bei der eigenen Modenschau dabeihaben. Wie fantastisch es sein muss zuzusehen, was diese Großmütter an Magischem vollbringen!
Es gibt natürlich auch viele nicht »berühmte« Frauen, die große Fähigkeiten in kreativer und lebensbejahender Atmosphäre pflegen und die auch stolze »Omis« sind.
Es wird da etwas kombiniert, das bis dato undenkbar

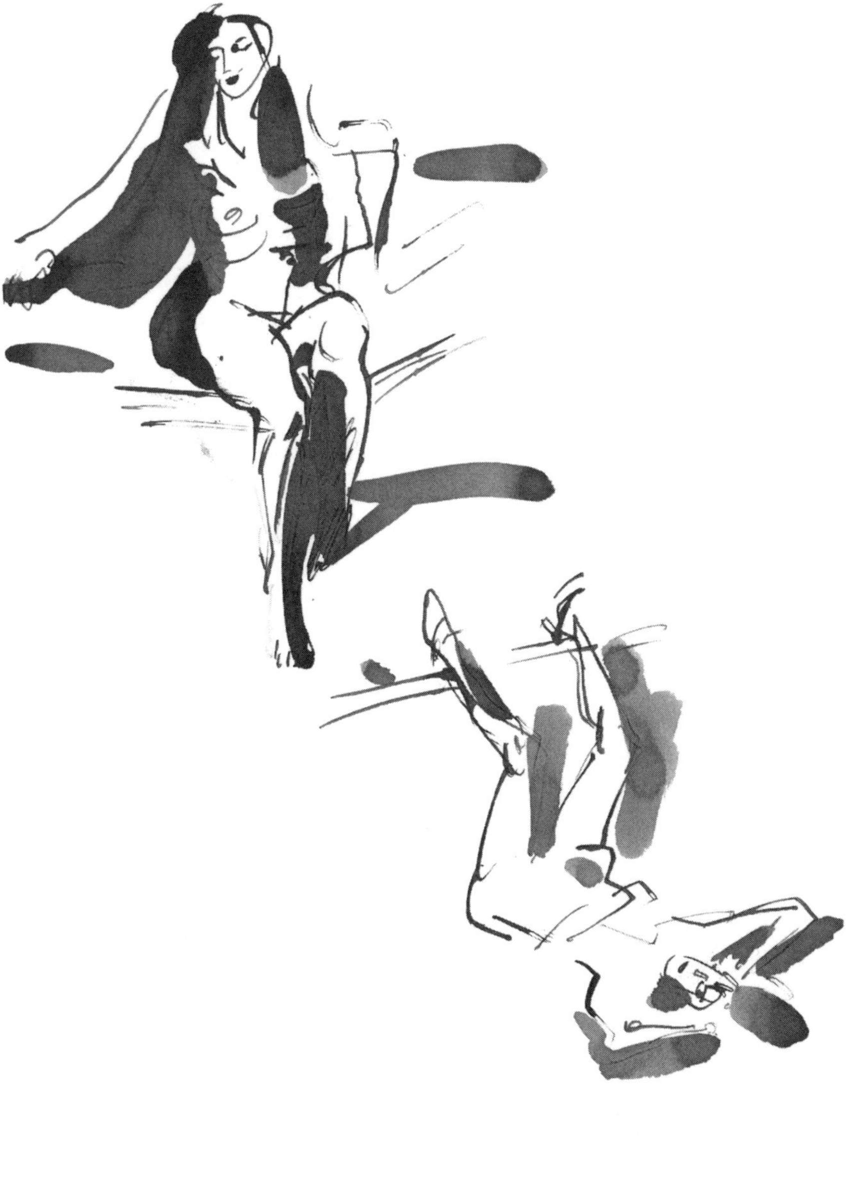

war: Frauen eines gewissen Alters, die sowohl fürsorglich als auch schöpferisch sind, große Krisen erlebt und überlebt haben und zu alledem auch noch erotisch aussehen.
Wobei es eben dieses Wort ist, das ganz, ganz weit über dem banalen Sexy steht.

Ich habe nicht über den Sex in meinem Leben berichtet, aber sehr wohl von den Umständen, die einen im Allgemeinen heutzutage bedrängen. Jeden, auch mich.
Ich habe sehr eindeutige Erfahrungen mit der Manipulation jenes Bildes gemacht, das man einer kreativen Frau, die auch Großmutter ist, überstülpt.
Der Anspruch auf individuelle Freiheit und das Ansprechen realer Probleme sind Grund genug für die Öffentlichkeit einen Menschen abzustempeln. Krisen in der Ehe (wegen der Kinder), die große Aufgabe als Großmutter, der öffentliche Auftritt … lässt schnell den Verdacht aufkeimen, man hätte einen Neuen.
Alles in allem geht es aber nur darum, einer älteren Frau das Recht abzusprechen, selbstständig zu sein. Diese Vorgaben sind so etwas wie freundliche Bedrohungen.
Gore Vidal sagt, nichts würde die Allgemeinheit mehr irritieren als ein selbstständiger Mensch.
Hat man überhaupt das Recht sich selbst fern von vorgegebenen Bildern zu gestalten?

Damit meine ich nicht die Frage »Wer bin ich?«, sondern den inneren Prozess des »Was bin ich?«. Inwiefern habe ich die Macht und das Recht mich zu formen?

Es ist doch so, dass es für Gefühle und Lebenslust keine Norm gibt – man tut nur so. Sexuelles Begehren richtet sich nicht nach Faltentiefe noch nach Gewicht, dennoch spielt das Gefühl des »Schönseins« immer eine große Rolle.

Die pragmatischen Aspekte der erotischen Wahrnehmung als Lebensprinzip habe ich in den verschiedenen Kapiteln als Anregung gegeben. Die meisten davon sind so einfach wie das Atmen. Und das ist für mich die Übung, die in der Ausführung mehr Wissen vermittelt als tausend Worte. Genussvolles Atmen ist erotisch und verschönt und man bestimmt damit über sein Erleben. Und das Beste ist: Atmen kostet nichts!

Ich glaube und habe die Erfahrung gemacht, dass Lust auf Leben und in weiterer Folge natürlich auch Sex in Verbindung mit der erotischen Vorbereitung im »Ältersein« eine einzige Bedingung stellt: Reißen Sie die innerliche Hürde ein! Es erfordert oft eine ganze Menge Mut, sich von den Konventionen, die man sich meist auch selbst auferlegt hat, zu befreien. Wie Erotik ist übrigens auch Mut quasi aus der Mode gekommen, aber Lust auf Sex entsteht weder im Klima der Feigheit noch der Bequemlichkeit.

Ich glaube, nein, ich weiß, dass der Beginn eines neuen, eigenen Lebens vor allem Mut erfordert. Macht statt Ohnmacht, Geduld statt Dulden.
Neben allen Plattitüden, die in den meisten Gazetten stehen, verwirren uns vor allem die permanenten Lügen, die man sich erzählt.
Es gibt einen Kern der Stille in jedem von uns, aus dem man sich die Energie für ein freies Leben und Erleben nehmen kann.
Wer wagt, gewinnt. Das gilt vor allem in dem Alter, wo sich keiner mehr so richtig traut! Situationen, in denen man halbtot vor sich hin dümpelt, mit mehr oder weniger verhassten Lebensumständen und Partnern an der Seite, sind vielen hinlänglich bekannt. Es ist aber wichtig, die Verantwortung für diese Lage nicht auf andere zu schieben.
Aufgrund verschiedener Umstände habe ich eine lange Zeit in Unfreiheit gelebt. Wir alle kennen das. Man muss dieses oder jenes tun, weil man sich verpflichtet hat. Und eines Tages sitzt man da, geschwächt und auf unschöne Weise gealtert, und muss einsehen, dass es niemanden gibt, der einen rausholt. Denn das kann nur ein einziger Mensch: ich selbst!
Ein gewagter Blick in die wirkliche Tiefe der Seele, in diesen Schacht, in den man all seine Erfahrungen hat fallen lassen, macht es offensichtlich: Nichts, das vergangen ist, zählt. Es bildet nur den Boden, auf dem man sich neu formen kann.
Es kam mir vor wie ein Wunder. Es waren jahrelang

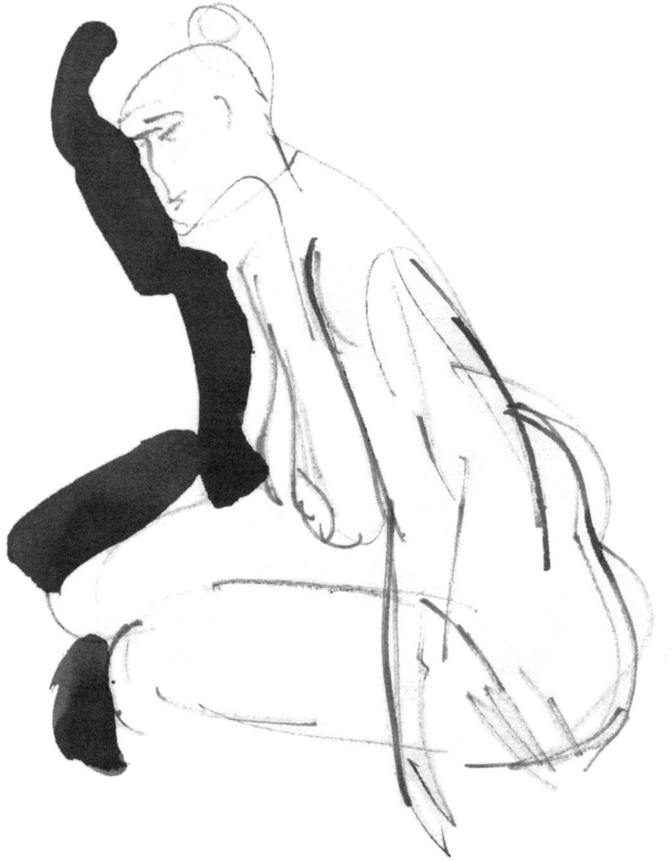

so viele Schwierigkeiten zusammengekommen, dass ich mich nie wirklich erholen konnte.
Ich meine so banale Dinge, wie spazieren zu gehen. Plötzlich kommt einem ein Spaziergang wie ein Verrat an einer amorphen Pflicht vor, denn in der verqueren Welt bedroht jeder Genuss das Funktionsgefüge.
Eines Tages wachte ich mit den mittlerweile üblichen Magenschmerzen auf und fragte mich, wen ich wohl für diese Situation verantwortlich machen könnte. Die Antwort folgte auf dem Fuße: nur mich!

Sie merken, ich versuche möglichst diskret eine Anleitung zur Befreiung zu formulieren. Denn sich frei zu fühlen, ist der Boden jeder erotischen Empfindung, die uns in jedem Alter verschönt.
Mir ging es darum, mich aus Mustern zu befreien, die fast alle Frauen in der einen oder anderen Form erleben.
Auch Erlebnisse aus der Kindheit müssen hier reflektiert werden. Wie überlebt man als Kind und muss ich diese unbewusste Strategie auch später beibehalten?
Die Antwort darauf muss »Nein« sein. Denn später gilt es, seine Zeit zu nutzen. Verschenken Sie Ihre Zeit nicht und nehmen Sie sich das Recht heraus, Ihre Zeit so zu gestalten und zu genießen, wie Sie es für richtig halten.
Das bedeutet manchmal auch, sich von jenen Men-

schen zu trennen, die eine gesellschaftlich tragende Rolle in Ihrem Leben haben und von denen man sich so gesehen gar nicht trennen dürfte – schon gar nicht mit über vierzig, fünfzig oder sechzig.

Für mich ist die Möglichkeit, gewisse Zeiten als Eremit zu verbringen, der Treibstoff des Lebens.
Mein eigenes Pflichtgefühl hat mich bisher daran gehindert, dies regelmäßig durchzusetzen.
Kinder, Hunde, Ehemann – alle fordern mit gewissem Recht meine Zeit und Aufmerksamkeit.
Oder? Ist es wirklich ihr gutes Recht?
Für mich war diese Frage der wichtigste Schritt. Ich habe mich entschieden, keine Pflichten mehr zu übernehmen, weil ich es nicht mehr will. Es reicht.
Das ist eine Entscheidung, die man alleine treffen muss und soll. Es bedeutet nicht, dass die Menschen und Dinge, denen man nicht mehr verpflichtet sein kann, böse sind oder schlecht.
Nach meiner Entscheidung und den dafür nötigen Schritten hatte ich das Gefühl, zum ersten Mal seit Jahren wieder frei atmen zu können.
Der Entschluss, sich nicht mehr entmachten zu lassen, ist der schwerste, aber wichtigste Schritt. Denn, was einen vermeintlich von außen bedrängt, ist nur das, was man in seinen inneren Raum gelassen hat.
Dieser innere Raum bedeutet eventuell auch ein sexuelles Begehren, das eine freie Frau ausstrahlt. Ich bin überzeugt, dass viele Frauen sich ohne großes

Zutun wie neugeboren fühlen, wenn sie dies realisieren und danach handeln.
Je älter man wird, desto häufiger wird man als Abfalleimer benutzt: sinnloses Modegeschwätz oder Nabelschau erfolgloser Künstler, das Gejammer über Krankheiten, die meist selbstverschuldet sind, das Gerangel hoffnungsloser Beziehungen und sinnlose Gespräche über Politik!
Ich meine, man hat das Recht *Nein* zu sagen – ich habe das Recht *Nein* zu sagen. Ich habe das Recht auf Luft, Müßiggang und erotisches Erleben. Auch auf Sex, wenn es sich denn ergibt.
Wer sich nach den körperlichen Regeln, um Beweglichkeit, Aufmerksamkeit und gute Nahrung richtet, kann Sex dann auch wirklich genießen.
Allerdings, hier eine Warnung: Bereiten Sie sich auf die Fassungslosigkeit des Gegenübers vor.
Was, sie will alleine verreisen? Was, sie will sich scheiden lassen? Was, sie kauft sich einen schönen Pullover? Was, sie geht turnen?
All das sind Anlässe zur Empörung! Fast ausnahmslos ernten Frauen, die sich spät befreien, Schelte; fast ausnahmslos werden sie frischer, jünger, attraktiver, weil sie plötzlich mit ihrer Lebenserfahrung anders umgehen.
Nein zu sagen und danach zu handeln, gibt auch den Partnern die Möglichkeit, sich zu ändern. Fehler, die sich eingeschlichen haben, werden nicht besser, indem man sie verschweigt oder hinauszögert.

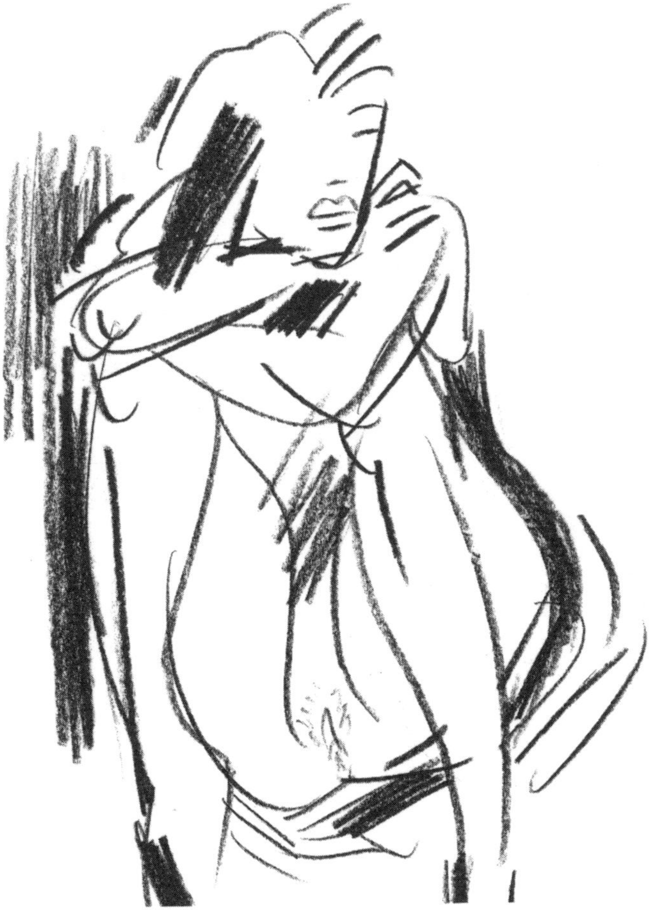

Der Anspruch auch mit dem Alter auf gewisse Weise schön zu sein, ohne mit der Jugend in Konkurrenz zu stehen, basiert nur auf einer innerlichen Freiheit.
Seien Sie selbst Ihr bester Freund und fassen Sie Vertrauen zu Ihrem Urteilsvermögen. Das wird niemandem geschenkt, man kann es sich nur erkämpfen. Ich halte die Fähigkeit, wach durchs Leben zu gehen – immer im Bewusstsein, dass es neu und einzigartig ist – für essenziell.
Die innere Freiheit soll das wesentlichste Ziel im Leben der Frauen sein. Der innere Freiraum duldet kein Dulden und schon gar nicht die Duldungsstarre, die sich aus vielen Beziehungen ergibt.
Nur wer sich frei fühlt, lächelt, berührt und lässt sich berühren. Wie Goldstaub breitet sich ein Sonnenuntergang im Gesicht des Genießenden aus, egal wie alt er ist.

Ein Rezept zum Glücklichsein
wäre vermutlich der Kassenschlager
schlechthin. Leider gibt es kein Patent
für Glück und Zufriedenheit.
Das Einzige, das eine maßgebliche
Rolle spielt, ist Freiheit. Nur wer die
Freiheit hat, zu machen, was er will,
kann auch glücklich sein.
Wichtig ist dabei vor allem sich nicht
auf eine Rolle reduzieren zu lassen.
Haben Sie Mut zur Freiheit und zu
sexuellem Begehren. Diese beiden Dinge
gehen fast immer Hand in Hand.
Finden Sie das,
was Ihnen Lust am Leben bereitet.
Finden Sie sich selbst und definieren
Sie sich nicht über andere.
Wer wagt, gewinnt – besonders im Alter.